Nursing Process Manual:
Assessment Tool for the Roy Adaptation Model

Joan M. Seo-Cho, R.N., M.N.

ロイ適応モデルにもとづく
看護アセスメントツール

訳

野呂レナルド
前聖マリア学院短期大学助教授

柴田理恵
前聖マリア学院短期大学

医学書院

Authorized translation of the original English language edition
"Nursing Process Manual: Assessment Tool for the Roy Adaptation Model"
Edited by Joan M. Seo-Cho
Copyright © 1999 by Polaris Publishing
© First Japanese language edition 2002 by Igaku-Shoin Ltd., Tokyo

Printed and bound in Japan

ロイ適応モデルにもとづく看護アセスメントツール

発　行	2002年 7月 1日　第1版第1刷
	2021年 3月15日　第1版第7刷
編　者	ジョーン・M・セオ-チョウ
訳　者	野呂レナルド・柴田理恵
発行者	株式会社　医学書院
	代表取締役　金原　俊
	〒113-8719　東京都文京区本郷1-28-23
	電話　03-3817-5600(社内案内)
印刷・製本	アイワード

本書の複製権・翻訳権・上映権・譲渡権・貸与権・公衆送信権(送信可能化権を含む)は株式会社医学書院が保有します．

ISBN978-4-260-33215-6

本書を無断で複製する行為(複写，スキャン，デジタルデータ化など)は，「私的使用のための複製」など著作権法上の限られた例外を除き禁じられています．大学，病院，診療所，企業などにおいて，業務上使用する目的(診療，研究活動を含む)で上記の行為を行うことは，その使用範囲が内部的であっても，私的使用には該当せず，違法です．また私的使用に該当する場合であっても，代行業者等の第三者に依頼して上記の行為を行うことは違法となります．

JCOPY〈出版者著作権管理機構　委託出版物〉
本書の無断複製は著作権法上での例外を除き禁じられています．複製される場合は，そのつど事前に，出版者著作権管理機構(電話 03-5244-5088，FAX 03-5244-5089，info@jcopy.or.jp)の許諾を得てください．

訳者まえがき

　今，アメリカ，カナダで爆発的に売れている本書の原著「Nursing Process Manual: Assessment Tool for the Roy Adaptation Model」に出会ったのは，1993年のことでした．当時，聖マリア学院短期大学では，ロイ適応看護モデルの発祥の地であるMount St Mary's Collegeの看護学部から教師陣を招聘して，ロイ適応看護モデルの教員研修を行っていました．その際に，チョウ先生が出版前であった本書の原著を持参されました．ロイ適応看護モデルをどのようにして，実践の場で使えるように教育していくかということに苦慮しながら，独自のアセスメントガイドを作っていた私たち聖マリア学院短期大学の教員にとって，最良のお手本を見つけたという思いでした．「シンプルにして深みのあるツール」，これが私たちの印象でした．

　ロイ適応看護モデルを実践につなげるという過程において，つい複雑に考えすぎ，困惑して，「ああ，ロイ適応看護モデルは複雑すぎる！」と匙を投げた方も多いのではないでしょうか？　本書は読めば読むほどに，複雑に感じていたロイ適応看護モデルが，不思議と自然に理解できるようになります．「ロイ適応看護モデルを看護実践に使いたいけれど，どうすればいいの？」と戸惑っている皆さまには，その指南役となる本だと確信しています．

　また，看護実践を積まれている方には，前半の「看護アセスメントの目的」，特に「看護過程：ロイ適応モデルのアプローチ」，「アセスメントの枠組み」を重点的に，ゆっくり噛みしめながら読んでいただくことをおすすめします．これで，ロイ適応看護モデルをどのように看護過程で使えばよいのかがおわかりになるでしょう．これを突破すれば，後は皆さんの臨床で鍛えた知識と技術をもって進んでいくことができます．

　本書が，ロイ適応看護モデルを学んでいる方や実践に生かしたいと思っている皆さんのお役に立てていただければ幸いです．

最後にこのアセスメントツールを翻訳することに許可を与えてくださいましたチョウ先生と，ロイ適応看護モデルを教育に取り入れる機会を与え，共に奮闘した聖マリア学院短期大学の教師陣の皆さまに深く感謝いたします．

　2002年5月

野呂レナルド
柴田　理恵

まえがき

　本書『ロイ適応モデルにもとづく看護アセスメントツール』は，理論と実践とのギャップを埋めるための文献として重要なものです．ロイ適応理論はすでに30年ちかく使われており，さまざまな関連する文献があります．ロイモデルに関する基礎的な本の中にアセスメントパラメーターがまとめられており，看護関連の雑誌には特定の臨床場面に対するアセスメントガイドが時折紹介されます．しかし，看護過程に関する完全で最新の討議や，このモデルの4つの適応様式にもとづいた看護アセスメントガイドについて書かれた文献はありませんでした．ジョーン・セオ-チョウ先生は看護過程マニュアルとしてのアセスメントツールを作成し，このギャップを埋めたのです．

　チョウ先生は，最初にロイ適応モデルが開発されたロサンジェルスのMount St. Mary's Collegeで25年間このモデルを教えながら，このアセスメントの内容を展開し洗練させてきました．したがって，この本を作成するに一番ふさわしい人です．チョウ先生は，私の同僚であり友人であります．彼女は長期にわたり，ロイ適応モデルのいくつかの章を執筆してきました．チョウ先生は寛大にも自分が作成した本を学生や教員と分かち合い，このアセスメントツールがモデルの理解や臨床実践への応用に，とても有効なことを明らかにしました．

　今，この重要な作品を伝え広めることが重要です．私は，チョウ先生が学生，教員そして現場のナースのためにこの作品を出版してくださることに，とても感謝いたします．このアセスメントツールは，ロイ適応モデルと看護実践を結び付けたい人にとって，必要不可欠なものです．

Sister Callista Roy, R. N., Ph. D., FAAN
Professor and Nursing Theorist
School of Nursing, Boston College,
Chestnut Hill, Massachusetts

序

　このアセスメントツールを作成した一番重要な目的は，適応看護の勉強を始めたばかりの学生に，ロイ適応看護モデルにもとづく看護過程の進め方を実践的に教えることにあります．本書はロイ適応看護モデルの参考となる実践的ハンドブックとして使われるものです．

　ロイ適応モデルは，個人としての人間と同様に全体としての家族，グループ，組織，コミュニティそして社会といった集団も看護ケアの受け手とみなしています．学生が上級レベルになれば，先ほど述べた集団のすべて，またはそのなかのいくつかに対するケアにかかわり，そのような集団に適応を促す看護過程を実施することもできるでしょう．しかし，初心者は臨床場面で具体的にこのモデルの構成要素を概念化し，実施することにかなり苦労するものです．したがって，著者は初心者である学生に，成人看護の場でロイ適応モデルにもとづいた看護過程を展開する方法を学ぶための便利なツールを与えたいのです．

　ツールを使って看護過程を実行することは，学生がクリティカルシンキング過程を展開させる最高の機会となります．そのためには，おのおのの適応様式について，看護過程の6段階の相互関係を明確に理解する必要があります．

　おのおのの適応様式は，次のことと絡めて説明されます．
1．焦点を置くための特定のニード/様式を紹介する．考えられる看護診断と各診断に表出する行動のクラスターをあげる．
2．特定のニード/様式に対するクライエントの現在の適応レベルを確かめるための，アセスメントすべき行動をあげる．また，クライエントの行動と比較するための，行動の規範も紹介する．
3．特定のニード/様式に関するクライエントの非効果的行動を引き起こしている刺激を明確にするための，主要な刺激（影響因子）と思われる具体的な刺激をあげる．

4. このツールを使ってアセスメントした結果，明らかにされると考えられる看護診断/適応問題をあげる．

　さらに本書では，特殊な分野で便利な参考となる，人間の生涯の各段階に関する心理・社会的発達課題の概要も含まれています．発達課題は，社会・文化的規範とみなされているものです．社会はこれを規範とみなし，受け入れています．したがって，発達課題は心理・社会的様式の適応をアセスメントする際の標準として用いる必要があります．学生は，個人に対し現在の心理・社会的様式の適応レベルをアセスメントする前に，生涯の特定の段階におけるその人に通常期待されていることについてよく理解することが大切です．

Joan M. Seo-Cho, R. N., M. N.

目次

看護アセスメントの目的 ── その哲学 ………………………………… 2

看護過程の6つの段階 ……………………………………………… 6
 看護過程：ロイ適応モデルのアプローチ ………………………… 6
  第1段階　行動のアセスメント：第1段階アセスメント／6
  第2段階　刺激のアセスメント：第2段階アセスメント／7
  第3段階　クライエントの適応問題を明らかにする：看護診断／8
  第4段階　クライエントの目標設定／10
  第5段階　看護介入の記述／12
  第6段階　看護介入の評価と修正／13

アセスメントの枠組み ……………………………………………… 15

生理的様式のアセスメント ………………………………………… 16
 ツールの使い方 ………………………………………………… 16
 酸素化ニードのアセスメント ………………………………… 18
 体液・電解質の調節ニードのアセスメント ………………… 24
 栄養ニードのアセスメント …………………………………… 30
 排便ニードのアセスメント …………………………………… 36
 排尿ニードのアセスメント …………………………………… 40
 活動と休息ニードのアセスメント …………………………… 44
 神経感覚調節ニードのアセスメント ………………………… 50
 防衛ニードのアセスメント …………………………………… 56

心理・社会的適応様式のアセスメント …………………………… 64
 心理・社会的適応様式 ………………………………………… 64
 心理・社会的適応を判断するための基準 …………………… 64
 心理・社会的適応様式のアセスメントの段階 ……………… 65

自己概念様式のアセスメント ……………………………………… 76

役割機能様式のアセスメント ……………………………………… 82

相互依存様式のアセスメント ……………………………………… 86

看護ケアプランの自己評価 ………………………………………… 92

付録 …………………………………………………………………… 94

ロイ適応モデルにもとづく看護アセスメントツール

看護アセスメントの目的 ── その哲学

　適応モデルの基本的ニードアプローチにもとづいた看護アセスメントの目的は，クライエントの医学的問題を確認することではない．看護はそのプロセスに関与するが，クライエントの身体構造と機能の障害に関する診断と治療は，結局，医学の役割である．看護アセスメントの目的は，必ずしも医師と共同でかかわる必要がないことに対する介入を計画，実施するために，クライエントの適応問題を明らかにすることである．

　看護と医学のアセスメントでは，多くの同じ行動を取り扱うことは言うまでもない．しかし，両者のアセスメントには，おのおの独自の重要な目的がある．つまり，医学は，構造と機能の障害の種類と程度を明確にすることに焦点を当て，看護はその障害に対するクライエントの反応に焦点を当てる．言い換えると，医学アセスメントは，できる限り正確に，どの身体の部分または機能が障害されているか，そしてその重症度を明確にすることが主要なこととなる．これに対して，看護アセスメントでは，その障害とそのほかの状況的刺激から日常生活の基本的ニードがどのような影響を受けているのかを明らかにする．したがって，看護アセスメント，特に初心者レベルでは，医学アセスメントほど徹底的に長いアセスメントは必要ない．看護アセスメントを，身体システムアプローチを用いる医学アセスメントと混同してはならない．

　ある時期にクライエントの基本的ニードが充足されているか否かについて，クライエントの状態を示す特定の行動がある．クライエントのニードが充足されているか否かを確認するために，ナースが独自にアセスメントしたり，観察する行動がある．ここにあるツールにあげられているのは，基本的ニードに関する行動だけである．そして，看護アセスメントをとおして診断すべき問題とは，ある状況において，クライエントが最善を尽くして健康を維持，回復，増進することに関する適応問題である．

　医学アセスメントと看護アセスメントの相違点を明確にするために，次の例がわかりやすいだろう．病棟に交通事故の患者が運ばれて

来ると，医師は，身体の構造と機能の障害の種類と重症度にアセスメントの焦点を当てる．ナースは，まずその問題に対処するにあたり，医師のサポートをする．しかし，ナースは同時に，この患者がこの状況に対する全体的な反応，そしてどのようにこの事故が患者の生命と人生に影響を与えるのかを確認するために，4つの適応様式をとおして独自のアセスメントを開始する．この症例の場合，交通事故によって引き起こされた身体の構造と機能の障害は，患者の適応問題の主要な刺激としてアセスメントされる．この問題は，明らかに違うニードと様式にまたがる．つまり，この事故は，まず患者の身体的活動に医学的な障害があるため，休息と活動のニードに適応問題を引き起こすと考えられる．しかし，休息と活動の問題こそ，ほかのニードと様式に潜在的な適応問題を引き起こす可能性がある．たとえば，排便と保護のニード，自己概念の身体的コントロールの喪失，病者の役割遂行への問題などである．この潜在的または，実在的な適応問題をアセスメントすることで，ナースは，健全な適応を促すために，クライエントが問題を予防したり効果的に対処できるよう介入を行うことができる．

表1 看護過程

患者イニシャル：_____　　　病室番号：_____
一次的役割：_____
発達段階：_____
発達課題：_____

第1段階アセスメント： 行動のアセスメント 特定の基本的ニードに関するすべての行動をアセスメントし，非効果的行動を○で囲む．	第2段階アセスメント： 刺激のアセスメント ツールにあげられている影響因子をすべて調べ，ネガティブな刺激を○で囲む．

学生氏名：＿＿＿＿＿＿＿＿＿＿＿＿＿＿＿＿＿＿＿＿＿＿＿＿＿＿

二次的役割：＿＿＿＿＿＿＿＿＿＿＿＿＿＿＿＿＿＿＿＿＿＿＿
　　　　　　＿＿＿＿＿＿＿＿＿＿＿＿＿＿＿＿＿＿＿＿＿＿＿

三次的役割：＿＿＿＿＿＿＿＿＿＿＿＿＿＿＿＿＿＿＿＿＿＿＿

看護診断 （3つの構成要素）： 第1段階アセスメントの非効果的行動を見直して： ①クライエントの看護問題を記述する． ②特定の問題に関する非効果的行動をあげる． ③焦点刺激，関連刺激，残存刺激に分けて原因となる刺激をあげる．	看護目標： 看護診断を見ながら，クライエントの看護目標を述べる．目標は，適切な期限と共に，看護介入の結果として期待される行動を記述する． 看護介入： クライエントが目標を達成するために（ナースが）実施しようと計画している看護活動をあげる．	評価： クライエントの看護目標が達成されたか否かを記述する．この結果を示す行動をあげる．
①診断 ②以下によって示される： 　非効果的行動 　　a) 　　b) 　　c) ③以下によって生じる： 　行動に影響を与える刺激 　　　焦点— 　　　関連— 　　　残存—	看護目標： 看護介入：	

看護過程の6つの段階

看護過程：ロイ適応モデルのアプローチ

ロイ適応モデルによれば，看護過程には6つの相互に関係する，逐次的(横断的)な段階がある．

1. 行動のアセスメント：第1段階アセスメント
2. 刺激のアセスメント：第2段階アセスメント
3. 看護診断：適応問題を明らかにする．
4. 目標設定：看護介入の結果として達成されるべき行動を設定する．
5. 介入の計画と実施：看護目標を達成するための看護活動を計画し，実施する．
6. 評価/修正：目標が達成されたかどうかをアセスメントし，必要に応じて看護活動を見直す．

第1段階
行動のアセスメント：第1段階アセスメント

看護過程における第1段階は，クライエントの特定の基本的ニードが充足されているか否かということを示す典型的行動をアセスメントすることである．ある行動が標準的行動の範囲内にない場合，この行動は非効果的であると考えられ，特定のニードが充足されず，その時点で適応問題が存在することを意味する．アセスメントすべき行動はアセスメントツールに列挙されている．そのような行動は，面接，診察，さまざまな刺激に対する反応の観察などをとおしてアセスメントされる．

第1段階アセスメントを実施することで，学生は次のことを学習する．

1. 何をアセスメントするか：適応行動と非効果的行動を分け，基本的ニードの適応状態または適応様式を示す特徴的な行動をアセスメントする．

2. なぜアセスメントするか：特定の基本的ニードまたは適応様式に関して，アセスメントすべき各行動を明確にするため．
3. どのようにしてアセスメントするのか：各行動をアセスメントする方法の正しさ．

　第1段階アセスメントの最終的な目標は，特定のニードと様式に関するクライエントの適応レベルを判断するために，適切なデータを集めるということである．データは収集された後，特定の看護診断を示す各行動のクラスターを明確にするため，行動を分析する必要がある．

第2段階
刺激のアセスメント：第2段階アセスメント

　適応看護では，人を適応システムとして捉えている．また，第1段階アセスメントで観察される行動(アウトプット)は，ある刺激(インプット)に対する反応である．適応反応(正常な反応)を促進する刺激はポジティブな刺激と考えられ，他方，非効果的反応(異常な行動)を引き起こす刺激はネガティブな刺激と考えられている．

　適応看護では，影響力をもつ刺激を操作することにより介入を行う．したがって，適切な看護介入を計画するために非効果的反応を引き起こす刺激を調べることが重要になる．原因となる刺激を正確にすることは，現実的な看護目標の設定と効果的な看護介入の計画への第一歩である．

　刺激のアセスメントは各基本的ニードと様式を調べるツールにあげられた主要な影響因子を調べることである．各基本的ニード/様式には特有の影響因子が存在し，そのような因子を調べることによって，表出された非効果的行動を引き起こしている刺激を特定することができる．そのような刺激は，人の適応レベルに影響する生理的，精神的，情緒的因子に限らない．つまり，必要に応じて，物理的，社会・経済的，政治的，または文化的因子も含まれるのである．

　また，刺激のアセスメントは，現時点ではまだ問題にはなっていないが，介入しなければ問題となる潜在的な適応問題を明確にするためにも有用である．たとえば，第1段階アセスメントで，栄養に関する問題を示す非効果的行動がないにもかかわらず，第2段階アセスメン

トにおいて，消化機能または吸収プロセスを妨げる胃腸系の問題を示すこともある．この場合，看護診断は"栄養不良の潜在的状態"となる．したがって，第1段階アセスメントで現在の適応問題がない場合でも，影響因子(看護過程のリストに書かれているもの)をすべて調べる必要がある．

第2段階アセスメントでは，学生は次のことを学習する．

1. 特定の基本的ニードを充足する能力に影響を及ぼしている主要な影響因子．たとえば，循環器系および呼吸器系の状態は，酸素化ニードの適応に対する主要な影響因子であるが，胃腸系の状態は，栄養ニードに対する主要な影響因子である．
2. 第1段階アセスメントでアセスメントされた行動に関係のある各影響因子の重要性．すなわち，第1段階アセスメントと第2段階アセスメントとの間にある因果関係．
3. 非効果的反応を引き起こした，あるいは今後問題を引き起こす可能性のあるネガティブな刺激．

第2段階アセスメントの最終目標は，第1段階アセスメントで示された非効果的行動を引き起こしている刺激を特定することである．

第3段階
クライエントの適応問題を明らかにする：看護診断

看護診断とは，実在的または潜在的な適応問題の記述であり，第1段階および第2段階アセスメントの分析から引き出される．

ロイ適応モデルによる看護診断には，3つの構成要素が含まれる．

1. 適応問題の記述
2. 問題を示す行動
3. 原因となる刺激

正しい看護診断を行うために，学生は次の2つのステップを踏む必要がある．

まず，第1段階アセスメントで確認されたすべての非効果的行動を調べ，現在の適応問題にもとづいてそれらのクラスターを作る．たと

えばA氏の酸素化ニードの第1段階アセスメントでは，多くの非効果的行動が確認されたとする．その多くの非効果的行動，たとえば1) 指示に従うことができない，2) うっ血性の胸部音，3) 咽頭分泌物の喀出困難，などの行動のクラスターから1つの看護診断が作られる．今述べた行動のクラスターは，「A氏は現在，適切な気道クリアランスが維持不能」ということを示している．気道クリアランスを維持することは，酸素化ニードを充足するために重要であることから，非効果的気道クリアランスはA氏の適応問題/看護診断となる．

次に，第2段階アセスメントで認められたネガティブな刺激を調べることにより，非効果的行動/問題のクラスターを直接的あるいは間接的に引き起こした特定の刺激を明らかにする．A氏の酸素化ニードの第2段階アセスメントに「細菌性肺炎」，「脱水」，「頻回のモルヒネ注射」，「年齢82歳」という刺激があれば，行動のクラスター(第1段階アセスメント)と刺激(第2段階アセスメント)の因果関係を容易に理解できる．

「細菌性肺炎」は行動を直接的に引き起こしているので焦点刺激となり，「脱水」と「頻回のモルヒネ注射」は状態を悪化させているので関連刺激となる．残存刺激とは，たとえば年齢・文化・環境などといった影響因子であり，行動に影響を与えるかもしれないが，現時点ではまだそれを確認できないもののことである．

全部あわせると，A氏の酸素化に関する看護診断は次のようになる．

看護診断：適切な気道クリアランスの維持不能

以下のことによって示される：
1. 指示に従うことができない
2. 咽頭分泌物の喀出困難
3. うっ血性胸部音

以下のことによって生じる：
1. 細菌性肺炎(焦点刺激)
2. 脱水(関連刺激)

3. 頻回のモルヒネ注射（関連刺激）

　この診断を特定する非効果的行動のリストは，診断が正確であることの根拠となるので重要である．

　ある看護診断を特定する刺激を明らかにすることも重要である．その理由は，ロイ適応モデルでは，主に非効果的行動を引き起こす特定の刺激を処理（操作）することで看護介入が行われるからである．したがって，現実的な看護目標を設定し，適切な看護介入を示すためには，この特定の刺激を慎重に観察し，これらを**焦点・関連・残存**刺激に分類することが必要となる．

　この時点で，第1段階アセスメントで非効果的な行動が明らかにされていない場合，潜在型看護診断が立てられるが，第2段階アセスメントで，予期できる適応問題を引き起こす可能性のあるネガティブな強い刺激を明らかにする．潜在型問題を明確にすることは，前もって適切な看護介入によって，その問題を予防できることから重要である．

　看護診断を行うと，学生は次のことを学習する．

1. 看護診断は，論理的な因果関係を説明するために，表出している一連の非効果的行動と原因となる刺激によって裏づけられる必要がある．
2. 看護診断は，医学的状態（貧血，高血圧，感染など）ではなく，むしろ医学的問題とそれ以外の刺激に対処する上でのクライエントの問題である．
3. それぞれの基本的ニードには一般的な適応問題があり，ナースはこの問題を予防する役割を担っている．一般的な看護診断は，アセスメントツールにあげている．
4. 明確な行動がなくても，予測できる適応問題を引き起こす可能性がある特定のネガティブな刺激があれば，潜在型看護診断が立てられる．

第4段階
クライエントの目標設定

　看護診断に記述されている適応問題を解決するにあたり，クライエ

ントに期待される行動の結果を明確にすることで目標が設定される．各看護診断には，独自の看護目標があり，その各目標に独自の看護介入があり，それによって目標が達成される．

　看護目標を医学目標と混同してはならない．「クライエントのHbレベルが14 mgまで上がる」というのは看護目標ではない．なぜならば，この目標を達成するためには，主に医学介入が必要となるからである．看護目標は医学介入から独立し，ナースによって実施される看護介入によって達成されるべきものである．また，看護目標は，看護診断を直接反映した形で記述されるべきである．たとえば，看護診断が「気道クリアランスの維持不能」とすると，クライエントの看護目標は「気道クリアランスを維持することができる」となる．

　看護診断には，問題の本質と緊急性に応じて，長期的目標と短期的目標というように，1つ以上の目標が必要になる場合がある．次の例を見てみよう．

看護診断：不適切な排便
以下のことによって示される：
1．数日間排便がない
2．下腹部大腸の便のうっ滞徴候
3．腹部不快感
4．食欲不振

　この場合，（表出している行動によって示されている）看護診断には2つの看護目標が必要になる．すなわち，緊急の目標と長期的目標である．緊急の目標は，「できるだけ早く便秘状態を解消する」となり，それを達成するために敏速に対応するといった看護介入が要求される．長期的目標は，「2〜3日のうちに定期的に排便が行われるようになる」となる．そして，それを達成するために，行動変容させるための教育／学習プロセスの計画が含まれる看護介入が必要となる．

　クライエントの看護目標設定において，学生は次のことを学習する．

1．看護目標は直接，看護診断を反映しなければならない．
2．期待される結果は，クライエントの行動で表し，それを測定可能

にするために適切な期限を設定する．
3. 看護目標は，計画された看護介入の実施をとおして期待される結果である．

第5段階
看護介入の記述

　看護介入とは，特定の看護診断に示される原因と結果の関係(因果関係)を断つことによって，クライエントが看護目標を達成できるよう支援する看護活動のことである．適応看護では，看護介入の大半は，看護診断にあげている特定の刺激に直接対処することである．ポジティブな刺激を強化させると同時に，ネガティブな刺激を除去，軽減，変化させる．刺激を操作する目的は，看護診断に述べられている原因(刺激)と結果(非効果的刺激)の関係に変化を引き起こすことである．

　多くの場合，特に焦点刺激が医学的問題である場合，看護介入のリストの中に，すでに医師から指示された医学的治療が含まれることがある．たとえば，看護診断の焦点刺激が「細菌性肺炎」である場合，看護介入には医師から処方された治療のすべてを実施すると同時に，独自の看護活動が求められる関連刺激と残存刺激の操作を行うことも含まれる．

　看護介入が成功するかどうかは，診断の正確さ，クライエントの一般的なコーピング機能，そしてクライエントがある一定期間に直面しているネガティブな刺激の数と強さによって左右される．

　看護介入を記述し実施することにより，学生は次のことを学習する．

1. 看護介入の目的は，診断に示されている原因(刺激)と結果(反応)の関係を断つことによって変化を引き起こすことである．
2. 原因と結果の関係を断つためには，看護診断の原因となる刺激を直接操作することである．すなわち，原因となる刺激を軽減・除去・変化することである．
3. 各介入は，目標に述べられている期待される行動としての結果を直接的または間接的に引き起こせるものでなければならない．

第6段階
看護介入の評価と修正

　評価/修正は，看護プロセスの最後の段階である．実施がすべて終了したときに，看護介入の効果が評価される．つまり，クライエントの**看護目標は達成されたか，看護介入は目標で述べている期待される結果を引き起こしたか**，が評価される．

　目標に示されている時期に，期待される行動としての結果がみられたかどうかを評価する．クライエントに期待される行動がみられたら，成功したと言える．逆に，みられなかったら，成功にいたらなかったと言える．

　看護介入が失敗する場合，3つの主な理由がある．1）不適切な第1段階と第2段階アセスメントによって誤った看護診断を行い，間違った刺激を操作してしまうこと．2）ナースまたはクライエントには達成不可能な非現実的な目標が設定されること．3）一定期間に直面する刺激が多すぎたり，強すぎたりすること．明らかに目標が達成できないとわかった場合は，全体的な再アセスメントが必要になる．その時，失敗の理由によって，新たな診断や刺激を設定するか，または介入方法を変更することになる．

　看護過程を評価することで，学生は次のことを学習する．

1. 目標で述べられている期間内の行動としての結果は，評価基準として用いられる．
2. 評価の結果によって今後の看護活動が決定される．これ以上の行動は起こさない，介入方法を修正する，第1段階・第2段階アセスメントに戻る，といった方向性がある．

表2　アセスメントの枠組み

4つの適応様式を有する適応システムとしての人間		
適応様式	充足されるニード	下位構成要素
生理的様式 生存ニードを充足するための刺激に対する反応	生物学的統合	基本的ニードと調節機能： ―酸素化 ―体液と電解質 ―栄養 ―排泄 ―休息と活動 ―神経感覚 ―防衛
自己概念様式 統一感をもって存在するために，自分というものを知りたいというニード	精神的統合	身体的自己： ―ボディイメージ ―身体感覚 人格的自己： ―自己一貫性 ―自己理想 ―道徳・倫理/霊的自己
役割機能様式 適切に行動（役割遂行）するために，他者との関係のなかで，自分というものを知りたいというニード	社会的統合	役割： ―一次的 ―二次的 ―三次的 役割行動： ―手段的 ―表出的
相互依存様式 親密な関係をもちたいというニード ―愛情の適切さ ―発達の適切さ ―資源の適切さ	人間関係の統合	構成上の： ―重要他者 ―サポートシステム 相互作用の： ―受容的 ―貢献的

アセスメントの枠組み

　ロイ適応看護モデルによると，人間は生理的・心理的・社会的存在で，4つの適応様式をもつ適応システムとして機能しているという．すなわち，この4つの様式とは，生理的様式，自己概念様式，役割機能様式，相互依存様式である．システムとして，4つの様式のすべては，統合性を維持するため全体として機能することに関連し，4つの適応様式の中での相互作用によって働いている．ここで覚えてほしいことは，いかなる刺激であっても，1つの様式だけが影響を受けていることはないということである．ある刺激は，1つ以上の適応様式に，多面的で複雑な反応を引き起こすことがある．1つの様式の適応問題は，必ずほかの適応様式にも影響を与える．1つの様式の看護診断は，ほかの様式の行動に対する刺激にもなる．

　初心者の学生は，クライエントの適応問題の様式間における本質に困惑するかもしれない．このような困惑を避けるための1つの方法は，たとえ適応問題がどんなに複雑であったとしても，看護診断と目標がアセスメントされている特定のニードや様式に焦点が合っていることを確認することである．たとえば，重要他者の喪失で悲嘆することは，栄養ニードのアセスメントで食欲不振の刺激になり，看護診断は"栄養摂取量の不足"となり，看護介入には，栄養摂取量を増やすという期待される結果を得るために，クライエントの悲嘆プロセスを援助することが含まれる．自己概念様式では"重要他者の喪失による悲嘆"が看護診断になり，期待される看護介入の結果は，クライエントがうまく悲嘆プロセスを乗り越えることになる．

　初心者の学生には，第1段階と第2段階アセスメントの内容と，各ニード/様式における一般的な適応問題を学ぶために，徹底的に各ニード/様式のアセスメントを練習し，その後で，クライエント個人に対する4つの様式をとおして全体的なアセスメントを行うことをおすすめする．上級の学生になれば，長い時間を使わず各ニード/様式を調べることができ，徹底的にアセスメントをする必要のある行動を認識できる．

生理的様式のアセスメント

　このアセスメントツールは，ロイ適応モデルの基本的ニードのアプローチにもとづいて作られたもので，医学的な身体システムのアプローチとは違う．生理的様式には，7つの基本的なニードがある．その7つとは，酸素化，体液と電解質，栄養，排泄，活動と休息，神経感覚調節，防衛のニードである．これらは，生理学的生命維持の基本として考えられている．内分泌機能のニードはこのリストに含まれていない．その理由は，内分泌機能には本来，医学的状態に対する根本的刺激として，すべての基本的ニードに統合されているためである．

ツールの使い方

　1つめの欄（第1段階アセスメント）には，現在クライエントの特定の基本的ニードが充足されているか否かを確認するためにアセスメントすべき代表的なリストがある．学生は，このリストをもとに第1段階アセスメントを行う．この欄の右側には，各行動の規範が示されている．学生は，非効果的行動を知るためにアセスメントされた各行動をその規範と比較する．非効果的行動が存在していることは，適応問題が潜在していることを示している．

　2つめの欄（第2段階アセスメント）には，特定の基本的ニードの適応に対する主な影響因子のリストがある．学生は，このリストを用いて系統的に第2段階アセスメントを行う．学生は，刺激についてアセスメントし，現時点でクライエントの特定のニードのうち，どの刺激がネガティブな刺激として影響を及ぼしているのかを確認する．そのようなネガティブな刺激に積極的に対処し，ポジティブな刺激を強化することによって看護介入が行われるため，ネガティブな刺激を正確にアセスメントし特定することは重要である．

　3つめの欄（考えられる看護診断）には，特定の基本的ニードに関して考えられる一般的な適応問題のリストがある．看護診断は，第1段階と第2段階アセスメントを分析することによって行われる．

　まず，この欄の看護診断のリストを見ながら，第1段階アセスメン

トの非効果的行動とそのリストを比較する．そうすることで，学生は，非効果的行動と看護診断との相互関係を理解することができる．非効果的行動のクラスターは，リストにある看護診断の1つに相当する．このように，看護診断は第1段階アセスメントに示された非効果的行動を確認するための基盤から作られる．学生は，アセスメントされた非効果的行動が論理的に診断を反映していれば，NANDAの看護診断を使うこともできる．常に看護診断は正確を期すため，一連の正しい行動によって確証される必要がある．

次に，第2段階アセスメントで特定されたすべてのネガティブな刺激を見ながら，これを診断のもとに示されている非効果的行動と比較する．そうすると，学生は，ある刺激のグループと診断の欄に書いてある非効果的行動との因果関係がわかるようになる．この因果関係を理解した上で，この特定の看護診断に対する焦点・関連・残存刺激として影響を及ぼしている刺激について調べる．

3つの構成要素を含む看護診断は，次のようになる．

看護診断：栄養摂取量不足

以下によって示される：

1. 必要摂取量＝1900 kcal＞実際の摂取量＝500〜800 kcal
2. 理想体重より15 kg少ない
3. 常に疲労感を訴える

以下のことによる：

1. 化学療法による嘔気(焦点)
2. 食欲不振/好き嫌いがある(関連)
3. 自己概念；体重の不足を認めない(関連)
4. 1人で食事の支度をし，1人で食事をしなければならない状況(残存)

非常に重要なことは，学生が第1段階アセスメントでの特定の行動，および第2段階アセスメントの刺激から選んだ各診断を確認しなければならないということである．診断の記述には，行動のクラスターと刺激のクラスターとの因果関係が反映されていなければならない．

酸素化ニードのアセスメント

　酸素化ニードの重要な適応課題は，常に適切な酸素バランスを維持することである．人間は十分な酸素がないと，3～4分で生存できなくなる．だからこそ，酸素化ニードは人間の最も重要な基本的ニードなのである．適切な酸素バランスは，たえず変化し適切な組織循環に必要な酸素需要量と酸素供給量が等しければ維持される．

　この酸素バランスを維持する能力は，次の4つの因子(刺激)によってかなり影響される．酸素化ニードに示されている刺激はすべて，これらのカテゴリーのいずれかに該当する．

1. 人が吸い込む空気の適切な質
2. 心・循環・肺システムの効果的な機能
3. 循環する血液の量と濃度の適切さ，特に電解質とヘモグロビン
4. 酸素需要量

　これらの因子のいずれかに異常，障害，急激な変化があると，適切な酸素バランスを維持する能力に否定的な影響を及ぼし，第1段階アセスメントで非効果的行動を引き起こす．

　次に，考えられる看護診断とともに，一連の非効果的行動の例をあげる．実践に際して，学生は行動の各クラスターを看護診断と照合する．

表3 酸素化ニードにおける非効果的行動と考えられる看護診断

表出される行動	考えられる看護診断
A. 酸素不足の初期徴候としての精神状態の急変：闘争的/道理に合わない行動	・適切な気道クリアランスの維持不能
B. 呼吸と脈拍の増加，呼吸困難，息切れ・無力感・めまいの訴え；時折生じる軽い胸痛	・非効果的呼吸
	・過換気
	・低換気
C. うっ血性胸部音，肺の分泌物を効果的な咳嗽で喀出できない状態	・錯乱状態/見当識障害と身体損傷の潜在的状態
D. 浅表性の呼吸で胸郭の動きが少ない	・負の酸素バランス
E. 呼吸数が9回/分より少ない	・負の酸素バランスによる活動不耐
F. 呼吸数が30回/分より多い	・ショックの潜在的状態
G. 正常なADLを行っている間，または行った後にめまいと疲労感の訴えがあり，それに加えBに示している行動が現れる	
H. 脈拍数の上昇とともに脈拍の減弱および血圧の低下；蒼白で冷たく湿った皮膚	

表4　酸素化ニード

第1段階アセスメント
行動のアセスメントと非効果的行動の確認． まず，基本的ニードにそって全体的にアセスメントし，非効果的行動を特定するために規範と比較する．
非効果的行動があるか．

行動	規範
1. 酸素不足を示す初期徴候と変化：	1. 酸素不足を示す初期徴候なし：
A. 意識レベル	A. 触覚刺激だけでなく，言語による指示にも適切に反応できる．催吐反射があり，咽頭分泌物を喀出できる．
B. 行動パターン	B. 混乱の徴候なし．時間と場所と人の見当識がある．行動は分別がある．
C. 酸素不足の初期徴候としての視力の急変	C. 視力の急変を示す徴候なし．
D. 胸痛	D. 胸痛なし．
2. 呼吸パターン：	2. 呼吸パターン：
A. 呼吸数	A. 成人：16〜24/分が正常
B. 呼吸の様子と量	B. 律動性があり，楽な呼吸
C. 胸郭の動き	C. 肋間または胸筋の退縮がなく，斜角筋/筋肉の過度の動きがない．
D. 呼吸音	D. 濁ったような音もなく清明
E. 息切れの自覚	E. 休息状態で息切れの訴えがない．
F. 咳嗽と咽頭分泌物の性状と量	F. 咳嗽と分泌物の喀出ができる．

第2段階アセスメント	考えられる看護診断
影響因子のアセスメントとネガティブな刺激の特定．特定のネガティブな刺激を明確にするために，下にあげている一般的な影響因子すべてを調べる．	第1段階アセスメントの非効果的行動によって確認され，第2段階アセスメントで特定された刺激によって，引き起こされている適応問題を明確にする．
非効果的行動を引き起こすのは，下にあげている因子のどれか．	第1段階と第2段階アセスメントで確認されたものは，下にあげているうちのどれか．
I．マスクあるいはチューブを用いて普通に呼吸している空気の質 II．酸素化プロセスに影響する構造と機能に関する病態生理学的状態の有無 　呼吸器系：気道，肺，神経筋の疾患，閉塞または外傷．たとえば COPD（慢性閉塞性肺疾患），肺がん，肺炎，麻痺など． 　心臓血管系：循環ポンプと運搬機能の疾患，閉塞または外傷．たとえば不整脈，CHF（うっ血性心不全），MI（僧帽弁閉鎖不全），動脈硬化症，高血圧，塞栓症，脳卒中など． III．他の身体システムに関する障害 　―血流量と血液の組成 　―ヘモグロビン値 　―体液・電解質バランス IV．以下の薬物の服用 　―CNS（中枢神経系）抑制薬 　―ジギタリス 　―血管拡張薬または血管収縮薬	潜在型または実在型看護診断 ―適切な気道クリアランスの維持不能 ―身体損傷の可能性を引き起こす混乱と見当識障害 ―負の酸素バランス ―非効果的呼吸 ―低換気 ―過換気 ―負の酸素バランスによる活動不耐 ―酸素化ニードに関するセルフケアの知識不足 共同問題の潜在的状態* ―心血管系の合併症 ―肺合併症 ―潜在性ショック ―出血

表4〔つづき〕

	第1段階アセスメント
行動	規範
3. 循環機能 A. 血圧＝心拍出量×血管抵抗 B. 脈拍，規則性 C. 皮膚の色，温度，湿度 D. 毛細血管の充満 4. 運動耐性 5. 酸素化ニードに関するセルフケアの知識	3. 循環機能 A. 脈圧30～40で収縮期90～140，拡張期60～90 B. 脈拍：60～90/分で規則的で結代がない． C. 皮膚：淡色やチアノーゼ，湿り気などがなく，温かく乾燥している． D. 3秒以内でもとの色に戻る． 4. 日常動作時に，めまい，失神，息切れ，胸痛がない．軽度から中等度の活動を行うときまたはその直後(片足で50回ジャンプする)脈拍は20～30回増加するが，2～3分以内で脈拍は正常に戻る． 5. 食事，運動と関連するほかの因子について正しい知識をもっている．

第2段階アセスメント	考えられる看護診断
Ⅴ．現在の痛み	
Ⅵ．標高と天候の変化	
Ⅶ．現在の情緒的興奮またはストレスや不安	
Ⅷ．酸素化に影響を与える栄養の不良状態	
Ⅸ．身体活動レベル：身体的健康	
Ⅹ．過度の酸素消費を引き起こす状態 　たとえば 　　―発熱 　　―突然の激しい身体活動 　　―基礎代謝の増加	*第1段階アセスメントで，非効果的行動はないが，現在医学的な治療を必要とする問題はある．
Ⅺ．その他の健康因子．たとえば，酸素化に影響を与える喫煙，肥満など	

体液・電解質の調節ニードのアセスメント

　体液・電解質ニードの主な適応課題は，体液と電解質の濃度のホメオスターシス(恒常性)を維持することである．体液や電解質は増加しても減少しても，アンバランスを引き起こす．体液と電解質のバランスが適切でないと，人間は数時間から最大でもほんの数日しか生存できない．したがって，体液・電解質の調節ニードは2番目に重要な人間の基本的ニードである．

　適切な体液・電解質バランスの維持能力は，次の3つの因子によって影響される．体液・電解質の調整ニードに示している刺激はすべて，これらのいずれかのカテゴリーに該当する．

1. 日常の食物および水分の摂取からの体液と電解質の適切な摂取・消化・吸収のために効果的な胃腸機能
2. 過剰な体液・電解質と代謝による老廃物の適切な濾過と排泄のための効果的な腎機能(効果的な心血管系機能はこの因子に寄与する)
3. 喪失した体液と電解質を補充するための十分な体液と電解質の摂取

　これらの因子のいずれかに異常，障害，大きな変調が生じると，適切な体液・電解質のバランスを維持する能力に否定的な影響が及ぼされ，第1段階アセスメントで非効果的行動を引き起こす．

　次に，考えられる看護診断のリストとともに非効果的行動のクラスターの例をあげる．実践に際して，学生はこのリストから各行動のクラスターを適切な看護診断と照合する．

表5 体液・電解質の調整ニードにおける非効果的行動と考えられる看護診断

表出される行動	考えられる看護診断
A. 座位時の血圧が臥位時の血圧に比べて非常に低く，その差は収縮期で 15 mmHg 以上，拡張期では 10 mmHg 以上である．排尿量は減少．	・脱水 　―初期 　―進行期
B. 一晩の体重増加が 0.7 kg 以上である．	・体液の過剰 　―初期 　―進行期
C. A の行動に加え： 　―脈拍数の増加をともなう血圧低下 　―尿濃度の上昇にともなう尿量の低下（30 ml 以下） 　―眼内圧の低下 　―輸血もなく血液濃度が一晩で上昇する． 　―ツルゴール（皮膚の緊張度）の低下とともに皮膚がとても温かく乾燥している． 　―枕をしない臥位で頸静脈が怒張しない． 　―倦怠感，めまい，全身のだるさなどの主観的・客観的な徴候	・電解質の不均衡 　―不足 　―過剰
D. B の行動に加え： 　―尿量の減少または無尿 　―皮膚の陥没浮腫 　―臥位時の頸静脈の過剰な怒張，または上体挙上時でも頸静脈の怒張が消失しない． 　―異常な血圧の上昇	
E. 異常な電解質値	

表6 体液・電解質の調整ニード

第1段階アセスメント	
行動	規範
1. 尿の性状と量 A. 色，濃度と量	1. 尿の性状と量： A. 尿は麦色から琥珀色で，少なくとも1時間に30mlである．
2. 体重の傾向 A. 体重増加-体液貯留の徴候を示す，一晩での体重増加	2. 体重の傾向： A. 毎日同じ時間に体重測定をする．0.22 kg以下の変化が正常（0.9 kgの増加＝1000 mlの食塩水摂取）
3. 循環状態 A. 異なる体位での血圧-座位血圧と臥位血圧を比べる（体液量の障害の徴候を調べるため）． B. 体液量の過剰の徴候を示す，頭を挙上した状態での頸静脈の怒張（非効果的な心機能による） C. 脈拍	3. 循環状態： A. 座位と臥位血圧の差は，収縮期15 mmHg，拡張期10 mmHg以下． B. 頭を挙上しても，頸静脈は怒張しない． C. 脈拍数の増加と血圧の低下は体液量不足を示す．
4. 皮膚と粘膜 A. 体温 B. ツルゴール C. 粘膜 D. 浮腫	4. 皮膚と粘膜： A. 温かくも冷たくもない． B. 良好なツルゴール C. 湿っている． D. 窪みがない．
5. 眼内圧	5. 眼内圧：眼瞼の陥没または腫脹がない．

第2段階アセスメント	考えられる看護診断
I．体液と電解質の均衡を維持する組織と機能に関する病態生理学的問題の有無 A．摂取，消化，体液と電解質の吸収を妨げる状態： 　―嘔気など胃腸系の不調 　―医学的治療としての絶食 B．過剰の体液，電解質または代謝産物の排出を妨げる状態 　―腎疾患 　―心不全 　―内分泌障害 　―ショック II．体液・電解質の摂取のタイプと量： 　―経腸，経口，N/G または G チューブ 　―非経口的，その他 III．正常な排泄でない体液・電解質の減少の種類と量 　―下痢，嘔吐，胃内容物の吸引 　―出血 　―創傷・火傷からの分泌物や発汗	潜在型または実在型看護診断： ―脱水 　初期 　進行期 ―体液過剰* 　初期 　進行期（浮腫部位に組織破壊の可能性のある） 　水分・食事の制限の指示に従わないこと ―電解質の不均衡** ―適切な体液と電解質の均衡の維持に関するセルフケアについての知識不足 *この診断は介入を計画するにあたり，医師などの協力が必要になる． **この診断は検査結果なしでは立てられない．

表6〔つづき〕

第1段階アセスメント	
行動	規範
6. 血液濃縮度（Hb と Ht の急激な上昇）	6. 血液濃縮度：輸血や出血しない限り，一晩で Hb と Ht が変化することはない．
7. その他の脱水または体液過剰の徴候	7. 体液不足の徴候とともにめまい，脱力感，頭痛などの脱水の徴候がみられない．
8. 電解質の状態：A と B は電解質の状態に特有ではない． A. 精神状態と感情の変化 B. 筋緊張 C. 現在の血清電解質値	8. 電解質の不均衡の徴候： A. 無感動または過度の神経質を示さない． B. 筋痙攣または弛緩がない． C. テキストを参照すること
9. 体液と電解質の均衡に関するセルフケアの知識	9. 食事または水分の制限がある場合には，これらに関する知識や理解がある．

第2段階アセスメント	考えられる看護診断
Ⅳ．体液・電解質に影響を与える薬物 　　—利尿薬と抗利尿薬 　　—電解質 Ⅴ．環境温度の上昇や低下 Ⅵ．循環に影響を与えるその他の状態 　　—うっ血性心不全 　　—組織の損傷 　　—閉鎖症	

栄養ニードのアセスメント

　栄養のニードには2つの主な適応課題がある．1つは，エネルギーニードに見合ったカロリーバランスと適切な体重を維持することである．もう1つは，成長，発達，身体組織の修復といった健康な生理的プロセスに必要な必須栄養素の適切な摂取を維持することである．人間が全く栄養を摂取せずに生きられるのは，長くても2～3週間である．したがって，栄養のニードも生きるために最も重要な基本的ニードの1つである．

　適切な栄養状態を維持する能力は，次の因子にかなり影響される．アセスメントツールに記されている刺激はすべて次のカテゴリーのいずれかに該当する．

1. 栄養素の摂取，消化，吸収のための効果的な消化系機能
2. 食物の有無と美味しさ
3. 代謝，エネルギー，成長，修復のニード
4. 食べ物と食習慣における心理・社会的因子

　上記の項目のいずれかに異常，障害または急激な変化があると，栄養のニードの充足能力に悪影響を及ぼし，第1段階アセスメントで非効果的行動を引き起こす．

　次に，考えられる看護診断のリストとともに非効果的行動のクラスターの例をあげる．学生は実践に際して，行動の各クラスターを看護診断と照合する．

表7 栄養ニードにおける非効果的行動と考えられる看護診断

表出される行動	考えられる看護診断
A. カロリー摂取＜必要カロリー 　体重減少傾向 　疲労感の訴え 　脱毛や艶がなくなる，皮膚統合性の低下などの間接的な徴候 B. カロリー摂取＞必要カロリー 　理想体重を上回る状態 C. 食物の種類が少なく，炭水化物，たんぱく質，脂肪，ビタミン・ミネラルなどの必要摂取量が不十分 D. 経鼻栄養チューブまたは胃チューブの使用 　非経口的栄養	・カロリー摂取不足 ・過剰なカロリー摂取 ・栄養素の不足：（栄養素を特定する） ・摂取方法の変調

表8　栄養ニード

第1段階アセスメント	
行動	規範
1. 栄養の摂取 A．（実際の）カロリー摂取量対必要量 　―経口 　―非経口（全静脈栄養，経鼻栄養，胃瘻，空腸瘻） B．6つの栄養素に関する食物 　―穀物類(6-11) 　―肉類(2-3) 　―果物類(2-4) 　―乳製品類(2-3) 　―野菜類(3-5) 　―脂肪（控えめに） C．栄養補助剤	1. 栄養の摂取 A．カロリー摂取量がカロリー必要量と同じ． B．6つの栄養素から摂取し，必要量を満たす． 　たんぱく質 　炭水化物 　脂肪 　ビタミン・ミネラル 　食物繊維 C．必要時に栄養補助剤を適量服用する．
2. 比体重 　理想体重 　現在の体重	2. 現在の体重が理想体重に近い． 152 cm で 43.5 kg が理想的．身長が 2.5 cm 高くなるごとに体重は 2.3 kg 重くなる．男性の場合は，2.3〜4.5 kg．
3. 栄養状態を表す皮膚の状態 A．肌のきめと創傷の有無 B．毛髪の密集度と地肌の様子 C．未治癒の創傷の有無	3. 栄養状態を表す皮膚の状態 A．皮膚は薄すぎず，滑らか．未治療の傷はなし． B．毛髪は多く，つやがある． C．受傷から1〜2週間経過し，治癒している．

生理的様式のアセスメント　33

第2段階アセスメント	考えられる看護診断
Ⅰ．水分と食物の摂取，消化，吸収に関する組織と機能の病態生理学的問題の有無 　―味覚/嗅覚 　―口腔の状態：粘膜，歯 　―手術，がん，炎症，嘔気，消化酵素などの胃腸障害	潜在型または実在型看護診断 ―不適切な栄養摂取 ―栄養素の不足（栄養素を特定する）
Ⅱ．カロリーと食事療法の必要性を変える疾患や病態 　―甲状腺機能亢進症または低下 　―糖尿病 　―発熱 　―心・血管系疾患 　―肥満	―過剰なカロリー摂取と潜在的体重過多 ―栄養摂取方法の変調［NGT 鼻腔栄養，GT 胃管栄養，TPN（完全静脈栄養）］
Ⅲ．心理・社会的因子 　―文化活動 　―宗教的儀式 　―経済的状態 　―自己概念とストレス/不安 　―食事環境 　―個人の食習慣	―食事制限の調整困難 ―栄養のセルフケアに関する知識不足
Ⅳ．食欲に影響を与える因子 　―身体活動の有無 　―食物のおいしさ 　―不適切な食事環境 　―情緒的または身体的ストレス	

表8〔つづき〕

	第1段階アセスメント
行動	規範
4. 疲労と脆弱の自覚	4. 疲労と脆弱の自覚 　長期の不動や酸素化の問題と関係がなければ，疲労感や脆弱感は続かない．
5. 栄養摂取の方法の変調 　A．経管栄養 　B．完全静脈栄養 　C．それ以外のIV注入	5. 栄養摂取の方法の変調 　栄養必要量を満たす上で以下のような栄養摂取方法の必要性がない． 　―経管栄養 　―完全静脈栄養
6. 適切な栄養摂取に関するセルフケアの知識 　A．基本的な知識 　B．あれば，食事制限について	6. セルフケアの知識 　A．6つの基礎食品群に関する正しい知識がある． 　B．食事制限とその重要性を理解し，その制限を守る．

第2段階アセスメント	考えられる看護診断
Ⅴ．カロリーニードを変化させる代謝率の変化 　―妊娠 　―年齢：成長期/老齢期 　―座位の多い生活/体を動かすことの多い生活 Ⅵ．栄養状態に影響を与える薬物 　―コルチコステロイド療法 　―インスリン療法 　―食欲に影響する薬物 　―その他	

排便ニードのアセスメント

　規則的な排便は，健康とウエルビーイングに必要な身体機能の1つである．この機能に障害があれば，健康に系統的な影響を及ぼす．したがって，排便の適応課題は，排便ニードを充足するために健康的な排便習慣を維持することである．適切な排便機能を維持する能力は，次の主要な因子に影響される．アセスメントツールに記されている刺激はすべて，次のカテゴリーのいずれかに該当する．

1. 消化器系，特に大腸の効果的な機能
2. 食物繊維質の適切な量と質
3. 適切な胃の運動性
4. 適切な1日の水分摂取量
5. 正常な腸の機能に悪影響を与える化学物質，刺激物，そして腸への感染がないこと．
6. 排便習慣に関する心理・社会・文化的因子

　これらの因子における異常，障害，急激な変化は，排便ニードを充足する能力に影響を及ぼし，第1段階アセスメントで非効果的行動を引き起こす．
　次に，適切な看護診断を行うため，考えられる看護診断とともに非効果的行動の例をあげる．

表9 排便ニードにおける非効果的行動と考えられる看護診断

表出される行動	考えられる看護診断
A—少量で乾燥した便による排便困難 　—膨満感をともなって"すっきりしない"または"完全に出てない"という自覚 B—継続的な少量の水様便 　—左下腹部に触診される塊 　—直腸診による硬い塊 　—鈍い腸音 C—腹部膨満感 　—断続的な鋭い痛み 　—打診音が高い． 　—排ガス困難または欠如 D—疼痛性腹部痙攣 　—反復性の軟便/水様便 E—結腸瘻または回腸瘻の存在	・腸内ガスによる不快感 ・不適切な排便： 　—便秘 　—糞便埋伏 ・下痢に関連した問題： 　—不快感 　—体液・電解質と栄養素の喪失 　—近くに皮膚の損傷があれば，交差感染 ・排便方法の変調

表10 排便ニード

第1段階アセスメント	
行動	規範
1. 排便の特徴 　A．量 　B．回数 　C．色 　D．硬度と形，スムーズに出ること，排便後の「すっきりした」感じ	1. 排便の特徴 A&B．少量で頻回ではない．1日に2～3回を超えない．また，少なくとも2～3日に1回は排便があること． C．褐色で血液が混じっていない．黒くてタール様ではない． D．有形で軟らかく，容易に排出できる．
2. 腹部―以下の有無 　A．膨満感 　B．断続的な鋭い痛み 　C．膨満による不快感 　D．鈍い腸蠕動音 　E．便塊の触診 　F．高い打診音	2. 腹部 腹部は柔らかく便塊が触知されない．腸音は10～15分ごとにある．不快感や膨満感はない．
3. 排便方法の変調 　A．結腸造瘻 　B．回腸瘻	3. 排便方法の変調 機能と皮膚の状態を保持するため，適切に排便方法の変化に対処できる．
4. その他 　―頭痛 　―不快感 　―食欲不振 　―白苔舌 　―嗜眠	4. これらの状態に加えて排便がない場合，宿便をチェックする．
5. 便通のための適切な食事と運動に関する知識	5. 正常な便通を促す食事，水分摂取，運動に関する知識が十分ある．

生理的様式のアセスメント 39

第2段階アセスメント	考えられる看護診断
Ⅰ．便の組成と排泄に関する構造と機能の病態生理学的問題の有無 　―胃腸系：閉塞，炎症，手術など 　―神経感覚障害：麻痺，意識不明など Ⅱ．摂取した食物と水分の量と種類 　―膨張性物質と食物繊維 　―水分 Ⅲ．毎日の身体活動レベルの適性 Ⅳ．薬物 　―CNS（中枢神経系）抑制薬 　―下剤または止瀉薬 　―不適切な食事環境 Ⅴ．外的因子 　―必要であれば，使いやすいトイレと介助者 　―プライバシーの適性 Ⅵ．その他 　―一般的な身体的・精神的・情緒的状態 　―文化または社会的習慣，態度，習癖	潜在型または実在型看護診断 ―不適切な排便 　便秘 　宿便 ―下痢に関連した状態* 　不快感 　交差感染 　体液・電解質と栄養分の喪失 ―腹部ガスによる不快感 ―排便（管理）方法の変調 ―排便のセルフケアに関する知識不足 *下痢自体は看護診断ではないが，さまざまな医学的問題の徴候である．したがって，ほかの基本的ニードの問題への刺激と考えられる．これは交差または相互作用的様式の例である．

排尿ニードのアセスメント

　尿は継続的に腎臓で生成されているので，随意的に排泄されるまで膀胱に貯留される．この移動，貯留，随意的排泄というプロセスは，健康に重要な身体機能の1つである．このプロセスに障害があると，健康が脅かされる．したがって，排尿における適応課題は，このプロセスを維持することである．正常な排尿のプロセスを維持する能力は次の因子に影響される．アセスメントツールに記載されている刺激は，次のカテゴリーのいずれかに該当する．

1．下部尿路とその神経感覚機能の効果性
2．腎臓の尿の生成
3．排尿習慣に関連した心理・社会的側面
4．成長と発達段階

　これらの因子における異常，障害，急激な変化は，排尿ニードを充足する能力に否定的な悪影響を及ぼし，第1段階アセスメントで非効果的行動を引き起こす．
　次に，適切な看護診断を行うため，考えられる看護診断とともに非効果的行動の例をあげる．

表11 排尿ニードにおける非効果的行動と考えられる看護診断

表出される行動	考えられる看護診断
A. 継続的な尿意があり，頻回で少量の排尿 　腹部の不快感 　膀胱充満の触知 　排尿に時間がかかる． B. 頻回または継続的な不随意の排尿 　膀胱充満が触知できない． 　腹部の不快感がない． C. 継続的尿意 　下腹部の不快感 　排尿時の灼熱感 　発熱(ない場合もある) D. 陰部の不衛生 　排尿カテーテルの使用 E. 排尿の変調：カテーテル，尿管瘻，回腸造瘻	・排尿コントロールの喪失 　―尿失禁 　―尿閉 ・尿路感染または過敏性による排尿困難 ・尿路感染症の潜在的状態 ・排尿方法の変調

表12 排尿ニード

第1段階アセスメント	
行動	規範
1. 排尿の特徴 A. 1回あたりの量，排尿頻度と排尿コントロール B. 排尿に関する感覚 　―継続的な尿意 　―排尿時痛（灼熱感） 　―下腹部の不快感 　―排尿するのに力む必要がある． C. 色 D. 臭い，透明度 E. 膀胱の膨張の有無	1. 正常な排尿の特徴 A. 個人差はあるが，正常な膀胱は3～8時間分の尿を貯留させることができる．100 ml以下の排尿の頻度が増えると，正常ではない． B. 正常な排尿プロセスは自然な尿意によって開始され，局部の痛みや下腹部の不快感がなく，約1分間で完全に排出され，快感をともなう． C. 麦色または琥珀色 D. 強くはないが，かすかに臭いがあり，濁っていない． E. 腹部の触診時に膀胱の膨張がない．
2. 全身 A. バイタルサイン，特に炎症の徴候 B. 個人衛生	2. 全身 A. 排尿時に灼熱感も急激な体温上昇もみられない． B. 不衛生は炎症を招く．
3. 排尿方法の変調 　―カテーテル 　―尿管瘻 　―回腸造瘻	3. クライエントは新しい排尿方法に関して理解している．その方法が永久的なものである場合，排尿方法の変更後の管理について指導を受ける必要がある．
4. 排尿機能を維持するためのセルフケアについての知識規範	4. クライエントは排尿に関する知識を十分もつ必要がある．

第2段階アセスメント	考えられる看護診断
Ⅰ．正常な排尿のための構造と機能に関する病態生理学的問題の有無 　―感染 　―閉塞 　―神経伝達の問題 　―外傷 Ⅱ．正常な排尿を妨げる状態 　―骨盤手術 　―脊柱の問題 　―麻酔 　―長期間挿入していたカテーテルの抜去 Ⅲ．次のことに関連した尿量の増加または減少* 　―水分摂取 　―腎機能 　―尿以外の体液喪失 Ⅳ．成長・発達段階 　―年齢 　―性別 Ⅴ．その他：一般的な精神・心理・社会・環境的因子 　―適切なトイレとプライバシーの有無 　―情緒：ストレス/不安のレベル 　―精神状態	潜在型または実在型看護診断 ―排尿コントロールの喪失 　尿失禁に関連した問題 　以下に影響を及ぼす 　　―皮膚統合性 　　―自己概念 尿閉 ―排尿困難 ―尿路感染 ―排尿方法の変調 ―排尿ニードのセルフケアに関する知識不足

*排尿ニードは下部尿路の機能に限定される．体液・電解質のニードは含まれていない．

活動と休息ニードのアセスメント

　身体活動は日常生活を行うことを可能にするだけでなく，身体の生理的プロセスの活性化にもなる．正常な成長と発達，筋緊張と骨基質の維持，ホルモンの機能はすべて適切な身体活動によるものである．一方，休息は，体の組織と機能を回復・修復するための生理的プロセスである．

　活動と休息の必要量は，人・時・状況によって異なるが，休息と活動のニードは，次の主な因子に影響される．アセスメントツールに記されている刺激は，次のカテゴリーのいずれかに該当する．

1. 神経・筋肉・骨格系の効果的な機能
2. 栄養，ストレス，疾患などの一般的身体状態
3. 心理的状態または心理的ストレスのレベル
4. 活動と睡眠習慣に関する社会/環境的因子
5. 成長・発達段階

　これらの因子における異常，障害，急激な変化は，活動と休息ニードを充足する能力に影響を及ぼし，第1段階アセスメントで非効果的行動を引き起こす．

　次に，適切な看護診断を行うため，非効果的行動のクラスターの例を，考えられる看護診断とともにあげておく．学生は実践に際して，各クラスターを適切な看護診断と照合する．

表 13 活動と休息ニードにおける非効果的行動と考えられる看護診断

表出される行動	考えられる看護診断
A. 入眠困難と睡眠が持続しないという自覚	・廃用症候群
B. 短時間の睡眠 　以下の訴え 　　疲労感，落ち着かない，眠気，集中力の喪失	・身体活動不足/廃用の潜在的状態 ・活動不耐/身体損傷の潜在的状態 ・総合的な睡眠不足
C. 睡眠サイクルに頻回に障害があることに加え B に記載されている行動	・REM（急速眼球運動）睡眠不足
D. 絶対安静または身体的活動が非常に少ないことが指示されていること	・不眠症
E. 筋量の減退，可動域の制限，他の廃用現象	
F. 筋力，筋協調，（歩行の）スピードの喪失—安定した歩行と体位を維持することができない．	

表14 休息と活動ニード(休息ニード)

第1段階アセスメント	
行動	規範
1. 休息の量と質 A. 入眠困難の訴え B. 不眠の訴え C. 睡眠パターン 　―睡眠時間 　―睡眠中の覚醒頻度 　―現在の就寝時間と通 　　常の就寝時間 　―睡眠の質 D. 昼寝または休息 　―回数 　―質 2. 主観的感覚 　―疲労感 　―落ち着かない 　―眠気 　―神経質 3. 睡眠不足の徴候 　―いらいら感 　―よくあくびをする． 　―集中困難 　―その他	1. 休息の量と質：個人の身体的・精神的状態によって差がある． A. 就寝時間が決まっており，すぐに入眠できる． B. 入眠して一晩中覚醒しない．長い覚醒もない． C. 満足感を得るためには，成人では睡眠時間が1日に6〜8時間必要であり，その間の覚醒頻度は1〜2回までである．就寝時間が変わると睡眠の質が落ちる． D. 高齢者または病人は睡眠の質が低下するため，1日に1〜2回の昼寝(または十分な休息)が必要である． 2. 主観的感覚 寝る時間と休息の回数は関係なく，休息が十分であると，左記の行動は現れない． 3. 睡眠不足の徴候 休息が十分に取れれば，左記の客観的徴候は現れない．

第2段階アセスメント	考えられる看護診断
Ⅰ．大脳皮質の活性化 　―ストレス 　―不安 　―恐怖 Ⅱ．一般的な身体的状態 　―疾患 　―トラウマ/ストレス 　―疼痛 　―栄養状態 Ⅲ．外的環境 　―慣れた環境 　―気候 　―刺激の量と種類 Ⅳ．日常の活動 　―身体的活動レベル 　―個人的習慣または休息と活動のサイクル 　―通常の就寝時間 Ⅴ．発達段階/年齢 Ⅵ．薬物またはアルコールの使用 　―興奮剤 　―鎮静剤	潜在型または実在型看護診断 ―不眠症 ―睡眠不足 　総合的な睡眠不足 　REM（急速眼球運動）睡眠の不足

表 15　休息と活動ニード（活動ニード）

第 1 段階アセスメント	
行動	規範
1. 指示された治療上の制限の種類と程度 　―絶対安静 　―トイレまでの歩行可	1. 指示された治療上の制限の種類と程度 治療上の制限は通常，一時的なものであるため，クライエントの状態が改善するにつれ，活動制限を再評価する必要がある．
2. 1 日あたりの運動の質と量	2. 1 日あたりの運動の質と量 その人の生活スタイルによって異なるが，毎日，日常生活動作に加えて少なくとも 20〜30 分間運動をするのが理想的である．
3. 廃用症候群またはその徴候 A. 運動機能障害がある場合はその種類と程度 B. 脳神経・筋・骨格系の構造と機能 　―筋緊張と筋の強度 　―関節可動域 　―姿勢と歩き方 　―協調性とバランス C. ほかのシステムへの活動低下の影響 D. 体力（スタミナ）	3. 廃用症候群またはその徴候 A. 身体が通常のスピードで動く． B. 脳神経・筋・骨格系機能 　―筋は堅く，適切な大きさと収縮性がある． 　―各関節は可動域の最大範囲まで，痛みもなく動かせる． 　―直立で安定して歩ける． C. テキストを参照． D. 通常の ADL を簡単にできる．そして疲労なしに，それ以上の活動ができる．
4. 活動ニードに関する知識	4. 活動ニードに関する知識 定期的な運動とその結果としての身体的健康に対する利点を理解している．

第2段階アセスメント	考えられる看護診断
Ⅰ．脳神経，筋・骨格系の疾患，外傷または奇形	潜在型または実在型看護診断
Ⅱ．治療上の制限が必要となる疾患	—廃用症候群
Ⅲ．ライフスタイル（心理・社会的側面） 　—年齢 　—性格 　—習慣 　—時間的余裕 　—運動施設の有無 　—自己概念/動機づけ 　—身体健康に関する価値観	—不適切な身体的活動/廃用の潜在の状態 —活動不耐/体力減退による身体損傷の潜在的状態
Ⅳ．人的援助または補助具の有無	
Ⅴ．長期にわたる不動状態	
Ⅵ．精神的な障害 　—重度のうつ病 　—緊張性昏迷	

神経感覚調節ニードのアセスメント

　感覚調節のニードには，生命が常に遭遇するさまざまな刺激を適切に受容，知覚，反応する能力が含まれる．刺激を受容，知覚，反応する能力は，発達段階にふさわしい多様な刺激に継続的に触れることで，発達・維持される．感覚受容器で刺激を受容できない，脳が刺激を正しく知覚できない，筋・骨格系や他の筋肉が適切に反応できないことなどによって，生命に悪影響を及ぼす．したがって，神経感覚調整のニードは，生命維持の基本的機能と認識されている．
　適切な神経感覚機能を維持する能力は，次にあげる因子に影響される．アセスメントツールに記載されている刺激は，次のカテゴリーのいずれかに該当する．

1. 神経感覚器官の効果的機能：感覚受容器，脊髄管，脳
2. 適切な感覚刺激
3. 一般的な身体的・心理的状態
4. 成長・発達段階

　これらの因子における異常，障害，急激な変化は，感覚調整ニードを充足する能力に悪影響を及ぼし，第1段階アセスメントで非効果的行動を引き起こす．
　次に，適切な看護診断を行うため非効果的行動のクラスターの例を，考えられる看護診断とともにあげる．学生は実践に際して，各クラスターを適切な看護診断と照合する．

表16 神経感覚調整における非効果的行動と考えられる看護診断

表出される行動	考えられる看護診断
A. さまざまな刺激に対する不適切な反応 　グラスゴーコーマスケールで15点以下 B. Aの行動に加えて運動性の欠如 C. 接受失語症または表現的失語症の有無 D. 感覚受容器の1つまたはいくつかの障害： 　感覚の変化 　知能の低下 E. 急激な混乱と見当識障害* 　簡単な決断ができない． 　抽象的思考ができない． 　明らかな感覚障害は認められない． F. 痛みの訴え G. 異常な感覚の訴え H. 1つまたはいくつかの感覚受容器の永久的障害	・神経感覚障害に関連した問題 　—混乱／見当識障害 　—身体傷害の潜在的状態 　—ADLの障害 　—コミュニケーションの障害 　—感覚障害のある生活に慣れている． ・感覚・知覚障害 ・感覚・知覚過剰* ・痛み ・不快と異常な感覚

*刺激の量と質に関連する．

表17　神経感覚調節ニード

第1段階アセスメント	
行動	規範
1. 精神状態 A. 意識レベル 　　―敏捷，覚醒している． 　　―眠気 　　―恍惚状態 　　―昏睡 B. グラスゴーコーマスケール 　　a. 開眼：1～4点 　　b. 言語反応：1～5点 　　c. 運動反応：1～6点 　7点以下は昏睡状態と判断する． C. 行動と外観（気分，衛生状態，身なり，ボディランゲージ） D. 言語障害の有無：受容型失語症・表現型失語症 E. 知的機能 　　―記憶 　　―知識 　　―抽象的思考 　　―判断力 2. 感覚の状態 A. 視覚 　　―視力 　　―視力障害 　　―矯正具の使用	1. 精神状態 A. 覚醒しており，各刺激に対して口頭による指示を含めて適切に反応する． B. グラスゴーコーマスケール 　　a. 自発的に目を開く． 　　b. 見当識がある． 　　c. 指示に正しく従う． 　合計15点 C. 外観および環境の刺激に対する反応は適切である． D. ふだん使っている言語で理解し，表現できる． E. 過去の経験，教育，文化的背景に見合うレベルを示す． 2. 感覚の状態 A. 見ている物の形，色，距離を判断できる．眼鏡など，矯正具をクライエントに使用させて検査する．

第2段階アセスメント	考えられる看護診断
Ⅰ．神経感覚調節を担っている構造と機能の障害：受容，知覚，反応のプロセスを妨げるすべての状態 　―感覚受容器，末梢神経，五感 　―伝達経路：脊髄，視床路 　―受容器：脳 　―そのほかの影響を及ぼす状態 Ⅱ．感覚的刺激の適切さ 　―強度 　―パターン 　―多様性 　―人の成長と発達に対する適切さ Ⅲ．成長・発達段階 Ⅳ．通常の身体的・精神的・情緒的な状態 Ⅴ．筋・骨格系/感覚器官の損傷 Ⅵ．受容，知覚，反応のプロセスを妨げる薬物	潜在型または実在型看護診断 ―脳・感覚障害に関連した問題 　・混乱/見当識障害 　・身体損傷の潜在的状態 　・日常生活の障害 　・コミュニケーションの障害 　・感覚障害をもちながら生活に適応する． ―受容・知覚・反応の過剰 ―受容・知覚・反応の障害 ―疼痛 ―そう痒感

表17〔つづき〕

第1段階アセスメント	
行動	規範
―異常な感覚 B. 聴覚 　　―人の声を識別する能力 　　―聴覚障害 　　―矯正具の使用 　　―異常な感覚 C. 嗅覚 　　―臭いを識別できる． 　　―異常な感覚 D. 味覚 　　―甘味，酸味，辛味，苦味を識別できる． 　　―異常な感覚 E. 触覚 　　―触れると鋭さ，柔らかさ，軽さ，固さを識別できる． F. 異常な感覚 　　痛み，感覚鈍麻，そう痒感 3. 運動の状態 　　―動くことができる． 　　―協調性 　　―バランス 　　―反射	B. 人の声を含めてさまざまな音を識別できる． C. 臭いを識別できる（食事の時間にアセスメントする）． D. さまざまな食べ物の味を識別できる． E. 物の温度，鋭さ，柔らかさ，固さを識別できる．身体のどの部位が触れられたかがわかる． F. 痛み，感覚鈍麻，そう痒感などの異常な感覚がない． 3. 運動の状態 　　体幹と四肢が協調性のある動きを示し，動きに適切なスピードがある．

第2段階アセスメント	考えられる看護診断

防衛ニードのアセスメント

　防衛の3つの主なカテゴリーは，免疫系・皮膚と神経感覚・筋の機能である．皮膚は化学物質，熱，身体外傷，微生物などの有害な外的刺激に対する最初の防御線となる．神経感覚系が傷害されていなければ，危険な刺激を避けることができ，体内に入ってくるものを適切に受容・知覚・反応することができる．最終的に，侵入してきた微生物や異物を免疫系によって無効，除去，破壊し，体内環境を保護する．防衛ニードの適応課題は，適切な防御機能を維持することである．防衛ニードを維持する能力は，次にあげる因子に影響される．アセスメントツールに記されている刺激はすべて，次のカテゴリーのいずれかに該当する．

1. 効果的な免疫系，皮膚と神経・筋肉系機能
2. 一般的な身体的・心理的状態とストレスのレベル
3. 健康的環境

　これらの因子における異常，障害，急激な変化は，防衛のニードを充足する能力に悪影響を及ぼし，第1段階アセスメントで非効果的行動を引き起こす．
　次に，非効果的行動のクラスターの例を，考えられる看護診断とともにあげる．学生は実践に際して，このリストで行動のクラスターと適切な看護診断とを照合する．

表18 防衛ニードにおける非効果的行動と考えられる看護診断

表出される行動	考えられる看護診断
A. 頻回で，さまざまな部位に多発する感染 　　適切な白血球数の維持困難 　　抗生物質による治療に対する反応が悪い．	・身体的安全性の維持障害 ・免疫反応の障害
B. 不健康な皮膚 　　―皮膚統合性の欠如 　　―不衛生，循環障害	・皮膚統合性の障害/二次感染または褥瘡の潜在的状態
C. 運動機能の障害 　　―不適切なスピード 　　―精密さの欠如 　　―体力がない．	
D. 刺激を受容，知覚，反応することができない．	

表19　防衛ニード

第1段階アセスメント	
行動	規範
1. 免疫機能 A. 免疫障害の徴候：頻回または再発する感染症 　―呼吸器 　―消化器 　―皮膚と粘膜 　―発熱と悪寒をともなう全身の症状 B. 検査所見 　―正常な白血球数を維持 　―抗生物質による治療に対する反応が悪い.	1. 免疫機能 A. 通常の環境において、正常な免疫機能をもっていれば、頻回に感染することはなく、順調に回復するものである. B. 白血球数は5,000〜10,000/mm^{3}で、好中球は1,500〜7,500/mm^3.
2. 身体的安全性に関する行動 神経感覚 　―受容能力 　―知覚能力 　―反応能力 運動機能 　―スピード 　―精密さ 　―体力	2. 身体的安全に関する行動 神経感覚 　内的および外的刺激すべてに対する適切な反応を示す. 運動機能 　正確で、適切な強さとスピードで、難なく身体運動が完璧にできる.
3. 皮膚保護に関する行動 A. 皮膚のきめと強さ 　―厚さ 　―弾力性 　―乾燥/湿性 　―骨の突出部位の状態 　―育毛	3. 皮膚保護に関する行動 A. 皮膚の外観は透明でなく、滑らかで体毛が適度にある. 乾燥しているが、亀裂をともなう鱗屑がない. 常に湿気に曝される部位はない.

第 2 段階アセスメント	考えられる看護診断
Ⅰ．免疫システムの病態生理学的問題の有無 　―骨髄 　―リンパ組織 　―脾臓 　―他の血液関係の因子 Ⅱ．AIDS/HIV 感染 Ⅲ．臓器移植のための免疫抑制 Ⅳ．腫瘍に対する化学/放射線療法 Ⅴ．環境 Ⅵ．栄養状態 Ⅶ．ストレスレベル	潜在型または実在型看護診断 ―免疫反応の障害
Ⅰ．身体をうまく動かすための構造と機能の病態生理学的問題の有無 　―神経・感覚系の障害 　―運動機能の障害	―身体的安全性の維持の障害
Ⅰ．皮膚の障害 　―損傷/外傷 　―アレルギー性反応 　―発症 　―炎症/感染	―皮膚統合性障害と二次感染 ―褥瘡発生と二次感染

表19〔つづき〕

	第1段階アセスメント	
	行動	規範
	B. 衛生状態 　―清潔さ 　―体臭	B. 常に衛生状態が適切であることは，感染や体臭を防ぐ．
	C. 感覚反応 　―外的刺激に対する反応：触覚，温熱・寒冷，痛み，快感 　―そう痒	C. 皮膚は感覚受容器であり，有害な刺激に対し適切な反応を示す．
	D. 創傷の有無 　―部位 　―種類，深さ 　―大きさ 　―感染の徴候	D. 皮膚はすべての内臓を包み，第一次的防御線となっているので，正常な機能を妨げる創傷はあってはならない．
	E. スキンケアに関するセルフケアの知識	E. 皮膚は防御器官であるという，適切なスキンケアに関する知識をもっている．

第2段階アセスメント	考えられる看護診断
Ⅱ．一般的栄養/水分状態	
Ⅲ．精神状態（セルフケア能力）	
Ⅳ．不動による結果	
Ⅴ．神経症	
Ⅵ．循環器系障害による結果	
Ⅶ．継続的に感染源に曝されている状態 　　―便 　　―尿 　　―刺激物	

表19〔つづき〕

	そのほかの生理学的機能に関連した一般的な皮膚のアセスメント	
	行動	規範
	4. 疾患，病気による外皮病変： A. 色，暖かさと湿度 B. ツルゴール C. 異常な病変や発疹 　―部分/分布 　―特徴 D. 異常感覚 E. 局所の炎症サイン	4. 疾患，病気による外皮病変： A，B，C，D&E：健康な状態 　皮膚は通常乾いており，温かくツルゴールが正常である． 　次のような状態がない． 　―蒼白 　―チアノーゼ 　―黄疸 　―斑状出血または紫斑 　―異常な病変または発疹 　―異常な感覚，たとえば： 　　そう痒感 　　痛み 　　灼熱感 　　鈍感

Ⅰ．いろいろな身体機能と器官の障害 　―循環器系/呼吸器系疾患 　―貧血 　―肝臓とその他 　―腎機能障害 　―局所/全身的真菌・細菌とウイルス感染 　―アレルギー	これらに関する基本的ニードを参照

心理・社会的適応様式のアセスメント

心理・社会的適応様式

　ロイ適応看護モデルによれば，人間の心理・社会的ニードは，3つの適応様式によって満たされる．その3つとは，自己概念，役割機能，相互依存である．

　自己概念様式は，心理的および霊的自己に焦点を当てる．この様式の根底にある基本的ニードは「精神的統合」である．つまり，統合感をもって存在するために，自分がだれであるかを知りたいというニードである．

　役割機能様式は，社会のなかでどのような役割を担っているのか，また，その役割に対する期待にどのくらい応えているのか，ということに焦点を当てる．この根底にある基本的ニードは「社会的統合」である．つまり，人が社会のなかでうまく行動できるために，他者との関係において自分がだれであるかを知りたいというニードである．

　相互依存様式は，愛情面，発達面，資源面のニードが満たされることによって生じる人間の密接な関係に焦点を当てる．この様式の根底にあるニードは「人間関係の統合」である．

心理・社会的適応を判断するための基準

　生理的様式と同様，心理・社会的様式をアセスメントするためには基準が必要である．この基準は，それぞれの文化に受け入れられている社会的規範である．各人生段階でみられる心理・社会的発達の規範は，その社会にある社会・文化的基準と考えられることからアセスメントの基準として用いられている．

　ある人生段階で達成しなければならない発達課題は，その人の心理・社会的適応行動を反映している．たとえば，自分自身に対してどのように感じているのか，どのような役割を遂行しているのか，その役割をどのように果たしているのか，どのような人間関係を築き維持

しているのか，といったことが現在直面している人生段階の課題に直接関係している．したがって，人間の発達段階は，その時期の心理・社会的適応に影響を与える一番重要な因子（刺激）なのである．たとえば，5歳の子どもの役割期待は，その子の親の役割に関連して考えると，その子が45歳になったときのものとは明らかに違う．

本書の次の項では，各人生段階の主な発達課題について，また，役割機能様式と自己概念様式と相互依存様式との関係性について示す．

このような規範を用いるにあたり，それ（規範）が個人的な違いを斟酌しているがために非常に一般的であること，しかし，ある文化にとっては非常に特異的であること，を学生たちは念頭に置く必要がある．

本書に記載している発達段階の規範は，以下のものにもとづいて作成している．

1. エリクソンの成人の発達段階
2. ハヴィガーストの発達課題
3. スティーブンソンの成人期の四段階に関する発達課題

心理・社会的適応様式のアセスメントの段階

第1段階—クライエントの年齢と発達段階を明らかにする．
第2段階—クライエントがある人生段階で達成しなければならない発達課題を検討し，以下の点を明らかにすることによって判断基準を設ける．
　　　役割機能様式：どのような役割を遂行すべきか．
　　　自己概念様式：自分自身に対して通常どのように感じているか．
　　　相互依存様式：どのような人間関係を築いているのか．
第3段階—特定のツールを用いて看護過程を展開する．

表20　心理・社会的適応様式のアセスメント基準としての発達課題

人生段階と発達課題	役割
乳児 信頼感 vs 不信感 愛情を与えられたり，養育されることによって，乳児は信頼感を育成する．	―子ども ―孫 ―妹または弟
幼児 自律性 vs 恥/疑惑 神経筋協調の発達が進むにつれ，幼児は意思をもって活動できるようになる．	―子ども ―孫 ―姉または兄，妹あるいは弟
就学前児童 自主性 vs 罪悪感 ほかの子どもたちと遊ぶという交流を通して，子どもは活動を計画し，開始し，実行するだけでなく，自宅以外の環境での規則や決まりに従うことを学ぶ．	―上記と同じ ―幼稚園児 ―友人
学童期 勤勉性 vs 劣等感 学業に励んだり，及第することで有能であると感じるようになる．努力したり課題を達成することで具体的な成果が得られるにつれ，人生において遊ぶより勉強することが重要になる．	―学童 ―アルバイター ―友人
思春期 自己アイデンティティ vs アイデンティティの危機と役割混乱 急速な身体的変化，仲間との競争心，社会的期待によって，子どもは膨大な適応を経験する．将来の職業目標の設定は適切な自己アイデンティティを確立できるかどうかによって左右される．	―学生 ―アルバイター ―特別な友人 ―重要他者

自己概念	相互依存
自己概念はまだ形成されていない．乳児は自己を養育者や環境から独立したものという感覚がない．	密接な結びつき→第一次養育者による愛情 このようなプロセスを通して，信頼感が育成される．
自己概念を形成し始める．自立(自律)のプロセスを通して，幼児は自己を独立した存在であることを知る．「私は，私を」「私のもの」「いや」という言葉を使うようになる．	自立(自律)のプロセスを経る．2〜3歳までに，幼児は重要他者の精神内部的イメージをもつ．これによって幼児は相手が見えなくても存在していることがわかるようになる．
ジェンダー(性別)のアイデンティティが明確になり，子どもはジェンダーの役割行動を真似るようになる．道徳的，倫理的，霊的自己の発達が始まる．	友情プロセスの本質：遊び相手→一方的な援助
自己理想が芽生え始める．通常の青年期の活動を行う能力が身体的にも心理的にもあると感じる．	友情プロセスの本質：一方的な援助→双方向の順境のときだけの協力
さまざまな活動や特定の活動グループのなかでのメンバーシップを通して，自己定義が確立される．自らの性的指向を自覚するにつれ，セクシュアリティの認識が確立し始める．	友情の本質が親密性，相互性，共有といったものを形成する． 15歳までに，あるいはそれ以降に，自律的で相互依存的な関係を築くことができる．

表20〔つづき〕

人生段階と発達課題	役割
移行期にある成人青年期（18〜25歳） 第1の目標は独立した個としての自己を確立することである． 1．職業を選択し，準備する．	—学生 —見習生 —労働者 —主婦
2．配偶者の選択と結婚のための準備	—友人 —デートの相手 —同居人 —親友
3．価値体系や倫理規範を磨き，社会的に責任ある行動を身につける．	同好会・教会や宗教的なグループ・政党や地域活動のグループといった集団の一員，投票者，隣人など．
4．市民としての意識を身につける．	社会的・政治的・宗教的グループや地域活動のグループの一員，軍隊や政党の一員，投票者，社会の活発的な一員，お客さま，消費者の代弁者など．

自己概念	相互依存
修正しながら適切な自己概念を形成する．うまく思春期を終えることができれば，「自分はだれか」という問いに答えられるようになる．しかし，それは変更可能である． 〔身体的自己〕選択した職業または仕事に必要な身体的および精神的課題をこなす能力をもっていると自己をみなす． 〔人格的自己〕理想像は固まっていない．達成可能な目標に対して非現実的な認識をもつ場合がある．価値がある存在あるいは生産的な存在と自己をみなす．	愛情面，発達面，資源面でのニードを十分満たすため，重要他者やサポートシステムとの間に，互いに満足できる自律的で相互依存的な人間関係を築き，維持することができる．
〔身体的自己〕自らのボディイメージ，身体的特徴，セクシュアリティを明確にし受容することによって，性的パートナーになる能力があると確信する．性欲をコントロールする． 〔人格的自己〕自己の性的指向，価値観，ライフスタイルの趣向などによって人間関係の種類とそれを築く相手を決める．同じ趣向や関心，友人や配偶者として受け入れやすい性格の人を選ぶ傾向にある．	自律的で相互依存的な友情を通し，異性やさまざまな交友にあわせながら，人生にとって特別な関係にかかわることができるようになる．
〔身体的自己〕社会集団の義務や責任を担うことのできる，完全に成熟した大人として自己をみなす．	
〔人格的自己〕自己理想像や道徳的/倫理的価値体系を知り，確立しようとする―家族，政府，施設の管理や規制に疑問を抱いたり，反抗する場合がある．自己と関連して現実と理想を比較し，自らの理想像と価値体系を修正することがある．他者からのフィードバックは価値観と行動に影響を及ぼす．	

表20〔つづき〕

人生段階と発達課題	役割
家庭を築く段階にある成人青年期(25〜35歳) 1. 主な課題は配偶者や子どもに対して養育し，支えとなり，(生活必需品を)提供することができることである． 　—家族の生活場所を確保する． 　—家族の経済的ニーズを満たす． 　—満足のいく結婚生活を維持する． 　—家族との関係を築き，親戚との関係を深める． 　—適切な人生哲学を確立する． 　—地域生活との結びつきを築く．	—賃金労働者 —夫 —妻 —母 —父 —親 —主婦 —家長
生産的な成人(35〜65歳) 人生のこの時期は，安定性・生産性・自己実現という特徴がある． 1. 確立された経済基盤と生活の質を維持する．	—一家の大黒柱 —住宅所有者(または家の借主) —納税者 —主婦 —従業員(雇用者)
2. 子どもの成長と発達を支援する．	—親 —役割モデル —改革者 —祖父母
3. 余暇活動を作る．	スポーツや芸術，音楽，それ以外の趣味の仲間との活動に関連する二次的および三次的役割

自己概念	相互依存
〔身体的自己〕子どもを作ることができる人間，妊娠可能な人間あるいは子どもの父親になれる人間であると自己をみなし，身体的な変化を受け入れる． 〔人格的自己〕自己理想像と道徳的/倫理的自己は，親になることや家族の世話において他者の期待に応えることに関する視点に影響を及ぼす．家族計画や出産コントロールは道徳的・倫理的信念と一致している．自己一貫性は育児方法やしつけ，妻/母親が家庭の外で働くということに影響を及ぼす．	**家庭を築く段階にある成人（25〜35歳）** 配偶者や重要な仲間と互いに満足のいく関係を築く． 子どもとの関係を築き，養育することに満足感を得る．
〔身体的自己〕仕事をする上で十分な健康と体力があると感じる． 〔人格的自己〕欲しいものをほとんど手にしたという安心感とプライドをもつ．そうなった今は生活の質に意識が集中される―幸福や統合性といった無形のものを重視する．	〔中間期Ⅰ〕（35〜50歳） 配偶者や永続している人生のパートナーとの関係を強化したり，再構築する．深い友情関係を築き，維持する．
〔身体的自己〕物事にかかわる健康とエネルギーがあるが，加齢による変化が自分に起きていることに気づく． 〔人格的自己〕価値観や信念を確信し，次の世代に伝えたいと思う．道徳的価値観を重視する．子どもがいない場合，親や先生のような存在となったり，ボーイスカウトやガールスカウトなどの指導者になったりする．差別や偏見を強調するより，他者に対する忍耐や理解を示す．	〔中間期Ⅱ〕（50〜65歳） 成人した子どもや若い世代の人たちとの相互に支援し合う関係を築く．
〔身体的自己〕自分の身体を健康的で，熟練し，活動するだけのエネルギーがあると感じる． 〔人格的自己〕活動をすることで自己満足感を得る．よく知っている人物を自己理想像のモデルにし，真似ることがある．	余暇活動は新しい友人と出会ったり，以前からの人間関係を維持したりする機会となる．

表20〔つづき〕

人生段階と発達課題	役割
4. 配偶者を役割以外の人間として関係する．	—仲間 —愛する人 —共有者 —親友 —パートナー
5. 中年後期の生理学的変化を受け入れ，適応する．	—現在の年齢と性別に関連した一次的役割
6. 人間関係を保持し，年老いた両親や義父母を支援する．	—娘，息子 —義理の息子(婿) —義理の娘(嫁) —甥，姪
成熟した成人(65歳以上) 成熟した成人の人生における主な課題は自我の統合性と満足感を得ることである．定年退職時は，今まで知らなかった活動ができる自由を感じながら，楽しんだり満喫したりする時期である． 1. 体力の減退や健康の低下に適応する． 2. 定年退職と経済的基盤の変化に対処する．第2の職業，新しい興味や趣味，地域活動を追い求める．	—性と年齢の一次的役割 —退職者

自己概念	相互依存
〔人格的自己〕「お母さん」「お父さん」という役割以外の個人的ニードに気づく．配偶者や子ども，家庭との関連以外のものに関心をもつ． 国内外の出来事について理解したり話し合うことが重要であると感じる．1つの役割だけでなく多面的な役割をもつ者として自己をみなす．	〔中間期Ⅱ（続き）〕（50〜65歳） 配偶者や永続する人生のパートナーとの関係を強化するために再評価したり，再定義する．その関係が新たな意味をもつことがある．
〔身体的自己〕自分の健康を維持したり改善する方法を取り入れながら，身体的および生理学的変化を受け入れたり，対処する必要がある．皺，中年太り，白髪・脱毛，体力やスタミナの低下などはボディイメージを変える場合がある． 〔自己一貫性〕「健康がすぐれない状態」になる不安，慢性的な健康状態の急変，ホルモンの変調による影響に対処しなければならない場合がある．	
〔人格的自己〕親の世話や援助に責任を感じる．自分の子どもが成人に達したとき，自分の両親と同一化する．	自分の両親や義父母との関係に，役割逆転が生じる場合がある．
〔身体的自己〕加齢による変化と健康問題によってボディイメージや機能の変調について感じたり，認識したりする．ある事柄に関するコントロールや記憶が喪失したと感じることがある． 〔人格的自己〕退職後の昼間のスケジュールを立てる，何かの役割に就くといった新しい方法を探す．選択した活動を通して人生における新たな価値観や目的を見つける．楽しみながら，これまでよりも自由にものを述べたり，行ったりできる．	

表20〔つづき〕

人生段階と発達課題	役割
3. 満足のいく生活スタイルを維持する.	―主婦 ―一家の主 ―家の借主 ―子どもの家での客人
4. 配偶者の死や重要他者の喪失に対処する.	―未亡人，やもめ ―親戚 ―友人
5. 成人した子どもや親戚，他者との関係を築きなおす.	―親 ―祖父母 ―叔父，叔母 ―友人
6. 社会的責任および市民としての責任の新しいパターンを身につける.	教会や宗教的なグループの一員，政党，趣味のグループ，引退者の組織などの一員.

自己概念	相互依存
〔身体的自己〕自分の家やアパートの世話をできると感じる．買い物や掃除などが自分でできる． 〔人格的自己〕部屋の中に個人的なものや見なれたものがあると安心し，不安が和らぐ．居場所を諦めなければならないと，喪失感を抱く．退職後の生活や療養所での生活などの生活方法の変化に対処する必要がある．	
〔身体的自己〕配偶者の死は自分自身の死の運命を強く感じさせる．新たな責任や残された責任を担うだけの体力も情緒的スタミナもあると感じる． 〔人格的自己〕以前の喪失体験が，配偶者や愛する者の死を対処する方法に影響する．自己理想像と価値観が行動(再婚，デートなど)を左右する．	配偶者の喪失は愛情や頼みの綱を失ったことになる． 配偶者の死に対応し，喪失/悲嘆のプロセスを踏む．子どもや重要他者との関係が新たな重要性をもつ．
〔人格的自己〕自分を自らの健康や他者の生活に責任を有する成熟した大人とみなす．自分自身で決断できるが，他者の，特に子どもの意見を聞く．自分が家族や社会にさまざまなことを提供できる，価値ある貢献者であると思いたい．	
〔身体的自己〕活動をする上で，自らを健康で，心身ともにコントロールできると感じる．健康やボディイメージの変化が活動を制限することがある． 〔人格的自己〕自分と同じ価値体系をもつ人とのかかわりあいや活動を選定する．社会の一員として貢献しているという思いやプライドをもち続けている．	社会や市民の組織のメンバーになり，貢献することは，逆に自分にとってのサポートシステムのネットワークを確立したり保持する方法になる．

自己概念様式のアセスメント

　ロイの適応モデルによると，自己概念とは，ある時期に自分に対して抱くイメージ，信念，感情が合わさったものと定義されている．自己概念の根底にある基本的ニードは精神的統合である．つまり，統合感をもって存在できるために，自分がだれであるかを知りたいというニードのことである．また，自己概念とは，外観や感情，人生の出来事に対する対処能力，向上心，道徳的/倫理的・精神的見解など，自分自身に対する総合的な評価のことである．

　自己概念は，日常生活全体において非常に重要な役割を果たす．つまり，自己概念は，ある時期において，行動を支配する動的な力として作用する．実際，ある時期における成人のさまざまな側面が，その人の自己概念——自分はどこにいるのか，何をしているのか，どのように行動しているのか，といったことから影響を受ける．

　自己概念は，私たちの外の世界と内部の世界の仲介として作用する．つまり，自己概念は4つの適応様式すべてに影響を与える．自分や他者が設定した期待に応えることができる人間であると感じられるとき，外と内とのバランスが調和し，精神的統合が保たれる．この場合，その人は肯定的自己概念をもっていると言える．肯定的自己概念をもっている人は，否定的自己概念をもっている人より，日常の適応問題にうまく対処できる傾向にある．

　次のページに，自己概念様式の一般的な看護診断とともに，自己概念の第1段階アセスメントの概要を示す．学生は実践に際して，行動の各概要を適切な看護診断と照合する．

表21 自己概念様式を表す行動と考えられる看護診断

表出される行動	考えられる看護診断
A. 身体の外観や機能の変化/障害を表出し，新しい自己を受け入れ，適応することが困難であることを示す．	・肯定的自己概念 ・ボディイメージの障害
B. 身体の部分や機能の喪失，愛する者や人間関係，社会的地位，物などの喪失に対して，喪失感/悲嘆を表出する．	・喪失/悲嘆プロセスの_____期 　―身体部分や機能の喪失 　―_____の人格的喪失
C. いつもしていたことができなくなったことに対する感情を表出し，不安感を示す．	・満たされない感じ，または不安感 ・無力感 　―身体的コントロールの喪失 　―心理的コントロールの喪失
D. 自分自身のことをコントロールできないことに対する感情を表出し，怒り，フラストレーション，不安，無力感や絶望感を示す．	・罪悪感
E. 自分の信念や価値観によって設定した道徳的，倫理的，霊的な基準に，自分の行動や思考があっていないという感情を示す．	・低い自尊心
F. 自分の人生に対して否定的な考え方をもち，絶望感，孤独感，無価値感を示す．自分を保護できず，他人を怒らせること，または身を曝していることの恐怖心，他人に受け入れられない感じがある．	
G. 自分の人生を肯定的に見ていることを示す．あるがままの自分を知覚し，受け入れ，自分の欠点ばかりに目を向けず，できる範囲で，それを改善しようという意思をもつ．	

表22 自己概念様式のアセスメント

第1段階アセスメント	
構成要素	行動
A．身体的自己 　体の感覚 　自分の体は自分自身をどのように感じているか．「私は____と感じている」 　ボディイメージ 　体の特徴：外観や機能に対する好き嫌いなど，自分自身の体をどのように感じているか．「私は_____のようになりたい」	A．身体的自己 1．現在の体の機能と健康をどのように感じているか． 2．どのようなボディイメージをもっているか． 3．自分の身体的健康とボディイメージにどのくらい満足しているか． 4．ボディイメージや健康の変調による「喪失/悲嘆」を感じているか．
B．人格的自己 　自己一貫性 　安定した/組織化した自己の力―普段の性格特徴；さまざまな状況に対して実際に起こす行動や反応に関連して，普段感じている自分の性質．「私は普段_____な人間である」	B．人格的自己 1．人格的特徴に関して，自分は自分自身をどのように感じているか．長所や短所といった普段の能力 2．今の自分は普段の自分と同じであるか． 3．自己一貫性が脅かされていると感じることによって，不適切さや不安を感じているか．
自己理想/自己期待 　自己の努力する力―自分の能力，向上心，将来の目標について望んでいる自分． 「私は_____になりたい」 「私は_____をしたい」 「私は_____しよう」	1．近い将来あるいは遠い将来，自分の目標や抱負について，どのようなことを自分に期待しているか． 2．期待や目的が達成できる，あるいは達成できる見込みがあると感じているか． 3．期待に応えられないと感じ，無力感を抱いているのか．

第2段階アセスメント	考えられる看護診断
Ⅰ．年齢：その人に期待される成長と発達の規範，および，その規範がどのくらい達成されているか．	潜在型または実在型
Ⅱ．他者の反応：（他者とのかかわり）他者からどのような評価を得ているか．	―肯定的自己概念
Ⅲ．知覚：知覚機能を働かせているか．	―変化による喪失/悲嘆： 　身体的自己―ボディイメージの障害 　人格的自己―重要他者, 人間関係, 社会的地位または心理的満足をもたらすものの喪失
Ⅳ．現在の身体的，精神的，心理社会的機能：自分と他者に起きている出来事をどのくらい効果的に処理しているか．	
Ⅴ．現在のストレッサーと直面している問題の数と深刻さ 　―疾患，病状 　―身体の機能や部分を喪失する可能性のある手術 　―個人的な喪失：人，人間関係，社会的地位，本人にとって価値があり心理的な満足をもたらすものなどの喪失	―満たされない感じと不安 ―無力感；コントロールできないという思い 　身体的 　精神的
Ⅵ．ストレッサーに対処するための資源の有無 　―経済的 　―援助と維持 Ⅶ．その他 　―学習：成功や失敗の過去の経験 　―社会の，および自分の文化的価値観と信念	―罪悪感 ―低い自尊心

表22〔つづき〕

行動	第1段階アセスメント
	規範
道徳的・倫理的・霊的自己　自己の設定基準―自己に対する道徳的・倫理的，霊的見解；善悪の感覚をともなう信念と価値体系 「私は____を信じる」 「私は____すべきである」 「私は____すべきではない」	1. 道徳的/倫理的規範と霊的ニードという点において，その人の強い信念と価値は，何であるか． 2. 自分が，その規範や信念にもとづく行為にかなっていると感じているか． 3. 信念や価値にもとづいて行動できないために，罪悪感をもっている徴候があるのか．

第2段階アセスメント	考えられる看護診断

役割機能様式のアセスメント

　役割とは社会を動かす単位である．社会を維持し，そのメンバーを保護し，文化を継承し，メンバーに最高に満足できる生活を与えるために，社会は必要に応じて，役割機能を発揮している人に対して，地位を作ったりなくしたりしている．各役割には，ある役割機能を果たしている人がその受け手の立場にある人に対して，どのようにふるまうべきかという期待される一連の行動がある．そのような期待は社会にとっての社会・文化的規範であり，社会化，観察，経験，公式的/非公式的教育によって身につける．したがって，役割機能のアセスメントには，役割機能に対する社会的・文化的期待にもとづいて標準を設定する必要があり，その人の現在の役割行動を設定された判断基準と比べることになる．

　一生をとおして，自分が置かれている人生の段階によって，またそのほかの生活環境によって，多くの役割を得たり，捨てたりする．発達段階に見合った役割を担っているか．また，その期待行動をどのくらいうまくこなしているか．社会的統合性は役割機能の根底にある基本的ニードである．つまり，適切な行動がとれるよう，他者に対して自分がだれであるかを知りたいというニードである．

　役割機能様式の適応によって，他者や社会に対する義務を果たす．また，自己実現も役割機能様式によって遂行される．さらに，どんな役割を果たし，どのくらいその役割をうまく果たしているのかということは，自己概念と人生の満足度に影響する．

　次のページに，考えられる看護診断とともに役割機能様式の第1段階アセスメントの概要を示す．学生は実践に際して，各概要を適切な看護診断と照合する．

表23 役割機能様式を表す行動と考えられる看護診断

表出される行動	考えられる看護診断
A. 役割行動は，手段的または表出的構成要素において社会が決めた期待を満たしている．	・役割獲得 ・効果的役割移行
B. 役割行動は，社会の期待を満たしているわずかな適応した手段的行動をともなって，適応した表出的行動を示している．	・非効果的役割移行 ・役割距離
C. 示されている行動が手段的行動においても表出的行動においても期待を満たしている．しかし，役割が自己概念と矛盾しているため，手段的行動と表出的行動がかなり異なっており，どちらも最低レベルである．	・役割内葛藤 ・役割間葛藤 ・役割失敗
D. 複数の矛盾する期待があるため，役割行動に適切な手段的行動，表出的行動のいずれか，または両方ともが示されない．	
E. 複数の矛盾する役割を遂行しているため，役割行動に適切な手段的行動，表出的行動のいずれかが示されない．	
F. 役割モデルについての知識や教育の不足，または役割モデルがないため，役割行動に適応した表出的行動は示されているが，手段的行動は非効果的である．	
G. 表出的および/または手段的役割行動がみられない．あるいは，表出的行動および手段的行動が非効果的である．	

表24　役割機能のアセスメント

第1段階アセスメント	
行動	規範
アセスメントパラメータ＊：アセスメントすべき具体的な役割を明確にし，その構成要素にもとづいて期待される適応行動をあげる．	観察，インタビュー，必要であればクライエントに期待される行動によって，現在の行動をアセスメントし，その行動と期待される適応行動とを比較する．
手段的(期待されている)	手段的
表出的(期待されている)	表出的

＊クライエントの実際の役割行動を評価するため，判断基準を設ける必要がある．
　その基準とは，文書化された，または文書化されていない社会的期待行動である．
　たとえば，小学4年生の期待されている行動は大学生のそれとは異なる．

第2段階アセスメント	考えられる看護診断
非効果的行動を引き起こしている特定の刺激を明らかにするために，クライエントの役割に影響を及ぼしている刺激をすべて調べる．	看護診断：ここにある看護診断のどれが，アセスメントされた行動と刺激に適しているかを確認する．
Ⅰ．役割機能の4つの領域の有無 　―消費者/受益者 　―施設へのアクセス/環境 　―他者からの協力/共同 　―報酬/報償 Ⅱ．求められている役割行動に対する文化的傾向または慣れ Ⅲ．求められている能力 vs 実際の身体的・精神的・情緒的能力．役割と発達段階の適合性 Ⅳ．役割を遂行する人の自己概念 Ⅴ．相互役割(reciprocating role)を遂行している人による役割行動の受け入れ状況 Ⅵ．知識と実行の適切さ Ⅶ．役割モデルの有無 Ⅷ．その他 　―遂行している役割の数と種類．そのような役割がどのくらい互いに両立できるか． 　―他者から期待される，さまざまな/矛盾した役割	潜在的または実在的 ―役割獲得 ―効果的な役割の移行 ―非効果的な役割の移行 ―役割距離 ―役割内葛藤 ―役割間葛藤 ―役割失敗

相互依存様式のアセスメント

　相互依存様式とは，ロイ適応モデルの3つの心理・社会的様式の1つである．この相互依存様式は，人との親密な関係，その目的，構造，発達に焦点を当てている．

　相互依存様式の根底にある基本的ニードは「人間関係の統合」であり，愛情のニード，正常な発達のニード，健康的な生活のための資源に対するニードを満たすことと関連している．このようなニードを満たすためには，他者との効果的なかかわりを通して，相互依存関係を築き，維持する必要がある．

　相互依存関係の特徴は，提供できるものであれば何でも，たとえば，愛情，尊敬，価値観，養育，時間，約束，物品と知識などを，他者に与えたり，他者から受け入れたりする能力や意思である．人生の段階によって，与えることと受け入れることのバランスは変わるが，このような関係によって，個人として，また社会に貢献している健全なメンバーとして成長し続ける．

　したがって，生物学的統合性の次に，人間関係の統合性が人生における生存と全体的な適応のために重要な基本的ニードなのである．

　相互依存様式のアセスメントは，愛情・発達・資源のニードが十分満たされているかということに焦点を当てている．

　次のページに，考えられる看護診断のリストとともに相互依存様式の第1段階アセスメントの概要を示す．学生は実践に際して，各概要と適切な看護診断とを照合する．

表25 相互依存様式にみられる行動と考えられる看護診断

表出される行動	考えられる看護診断
A. 重要他者またはサポートシステムの名前をあげることができない.	・非効果的な与える・受け入れるというパターン
B. 他者との相互関係がうまくできない. 相手が認め,満足する形で,愛/愛情,尊敬,価値を相手に示さない. 相手の愛/愛情,尊敬,価値に対した自分の反応はよくないため,相手はその行動を続けたくなくなる.	・非効果的な依存性と自立性のパターン ・分離不安 ・相互依存関係を発達,維持することができない状態:孤独
C. 重要他者やサポートシステムと物理的に離れている.	・重要他者やサポートシステムの不適切なネットワーク
D. 自分の発達段階にふさわしい依存的または自立的行動を示さない.	・不適切な資源
E. 食べ物,住居,衣類に関する基本的ニードが充足されていない.	
F. 他者と接触をもち,その関係を発展・維持する方法を知らない,知ろうとしない.	

表26 相互依存様式のアセスメント

第1段階アセスメント

愛情の適切さ
1. 構成要素：
   重要他者やサポートシステムとの適切なネットワークを維持し，それらとよい関係を保っているか．
   　A．重要他者：
   　―あなたの人生において，一番大切な人(人たち)はだれか．
   　―重要他者とどのような関係をもっているか．重要他者との関係にどのくらい満足しているか．
   　―重要他者は，あなたのニードを満たすことができるか．
   　B．サポートシステム：
   　―どんなサポートシステムをもっているか．
   　―サポートシステムに何を期待しているか．サポートシステムは，あなたのその期待を満たしてくれるか．
   　―サポートシステムは，すぐにあなたを援助できるか．
2. 相互作用の構成要素：
   効果的な相互作用行動を示しているか．
   人間関係：
   他者が認め満足する形で，愛/愛情，尊敬を示しているか．
   相手が与え続けようと思えるような形で，相手から示される愛/愛情，尊敬に反応しているか．
   　A．受容的(受け入れること)
   　―重要他者からどんな養育を受けているか．
   　―重要他者からの養育をどのように受け止めている(吸収している)か．
   　B．貢献的(与えること)
   　―どのような形で重要他者に対する養育をしているか．
   　―重要他者は，あなたの愛情や養育をどのように受け止めているか．
   　C．他者と接触し，人間関係を発展・維持する．

第2段階アセスメント	考えられる看護診断
愛情の適切さ： Ⅰ．愛情の適切さに関する自己認識 Ⅱ．人間関係への期待 Ⅲ．成長・発達段階と人間関係の種類と適切さ Ⅳ．構成要素の有無と近接 Ⅴ．自己概念/自尊心 Ⅵ．養育のために必要な知識と技術 Ⅶ．人間関係と友情に関する知識 Ⅷ．相互作用のスキル Ⅸ．補足的な役割をしている人の受容能力 Ⅹ．人間関係を発達・維持するための時間と資源の有無	潜在型または実在型 ―重要他者やサポートシステムとの不適切なネットワーク ―非効果的な与える・受け入れるというパターン ―分離不安 ―無能な/非効果的な人間関係の発達：孤独

表26〔つづき〕

第1段階アセスメント

発達の適切さ：
1. 発達段階に見合った人間関係をもっているか．その人間関係は，年齢，性別，そのほかの身体的・精神的・情緒的状態にふさわしい依存性と自立性の健全なバランスを促しているか．
    A．依存性
    ―重要他者のサポート，配慮，愛情を信頼できるか．
    ―サポート，配慮，愛情を求める行動は，発達段階に見合っているか．
    B．自立性：
    ―自立的行動に関して自らイニシアティブをとっているか．
    ―自立的行動に関してイニシアティブをとっている行動は，本人の発達段階に見合っているか．

資源の適切さ：
1. 基本的なニードは適切に満たされているか．重要他者やサポートシステムは基本的ニードを満たせるものであるか．
    ―食べ物
    ―住居
    ―衣類

第2段階アセスメント	考えられる看護診断
発達の適切さ： Ⅰ．クライエントの発達段階 Ⅱ．身体的・精神的・情緒的状態 Ⅲ．個人の危機の有無 Ⅳ．クライエントの自己概念 Ⅴ．友情とそれを維持する方法に関する知識	―自立性と依存性の非効果的パターン
資源の適切さ： Ⅰ．経済的資源の有無 Ⅱ．援助の有無	―不適切な資源

看護ケアプランの自己評価

1. 第1段階アセスメント：行動のアセスメント（刺激への反応）
   今焦点を当てている特定の様式/ニードに関する基本的な行動をアセスメントしたか．
   非効果的行動に○をつけて認識したか．

2. 第2段階アセスメント：刺激のアセスメント（影響因子）
   第1段階アセスメントで明らかにした行動の原因となる重要な刺激（影響因子）をアセスメントしたか．
   第1段階アセスメントで○をつけた非効果的行動を引き起こしたネガティブな刺激が認められたか．

3. 看護診断：患者の適応問題を明確にする．
   第1段階アセスメントで示された**非効果的行動のクラスター（1つ以上の行動）**と，第2段階アセスメントにおける特定の**刺激**によって，看護診断が確定されているか．
   「〜による」に書かれている刺激は，焦点・関連・残存**刺激**に分類されているか．
   リストされている非効果的行動と刺激は，因果関係を反映しているか．

4. 看護目標：期待される患者の行動
   看護目標は看護診断を反映しているか．看護目標は看護診断であげている問題を直接取り上げているか．
   看護目標は，期待される期間と評価基準とともに，**患者の行動結果**（患者は〜できるようになる）の形で書かれているか．

5. 看護介入：患者が看護目標を達成するためにナースが設定する行動計画
   看護介入は看護目標に述べられている行動結果をもたらしているか．
   リストされた看護介入は，述べられている目標を直接扱っているか．
   「〜による」に書かれている特定の刺激すべてに対処しているか，ネガティブな刺激を変化，除去または減少しているか．

6. 評価/修正：結果の測定

　　看護目標に書いてある期待されている行動の有無によって評価しているか．

　　行動と刺激を再アセスメントすることによって修正しているか．

参考文献：

Roy, Sister Callista and A. Andrews. Roy Adaptation Model, 1st and 2nd Edition. Appleton & Lange, 1998. (松木光子監訳：ザ・ロイ適応看護モデル，医学書院，2002．)

付録 表27 適応の4つの様式：一般的看護診断

適応様式	下位構成要素	一般的適応問題 看護診断
生理的様式： 基本的な生理的ニードを充足することにより，生物学的統合性を維持する： ―酸素化 ―体液・電解質調節 ―栄養 ―排泄 ―休息と活動 ―神経感覚調節 ―防衛	酸素化ニード	―適切な気道クリアランス維持不能 ―非効果的呼吸パターン ―負の酸素バランス 　　混乱/見当識障害 　　身体損傷の潜在的状態 　　活動不耐 ―過換気 ―呼吸不全 ―ショックの潜在的状態 ―心・肺・血管系の合併症の潜在的状態 ―セルフケアの知識不足
	体液・電解質調節ニード	―脱水 　　初期　または　進行期 ―電解質の不均衡* 　　不足 　　過剰 ―体液の過剰 　　初期　または　進行期 ―セルフケアの知識不足
	栄養ニード	―カロリー摂取不足 ―過剰なカロリー摂取 ―＿＿＿＿の栄養素の不足 　　（栄養素を特定する） ―セルフケアの知識不足
	排便のニード	―腸内ガスによる不快感 ―不適切な排便 　　便秘 　　糞便埋伏 ―下痢に関連した問題 　　不快感 　　体液・電解質と栄養の喪失 　　交差感染 ―排便方法の変調 ―セルフケアの知識不足

*医学的介入を共同で行う必要がある

付録 表27〔つづき〕

適 応 様 式	下位構成要素	一般的適応問題 看 護 診 断
生理的様式 （続き）	排尿ニード	―排尿コントロールの喪失* 　　尿失禁 　　尿閉 ―尿路感染の潜在的状態 ―尿路感染による排尿困難 ―排尿方法の変調 ―セルフケアの知識不足
	活動と休息ニード	―身体活動不足/廃用の潜在的状態 ―活動不耐/身体損傷の潜在的状態 ―廃用症候群 ―REM睡眠不足 ―総合的に睡眠不足 ―不眠症
	神経感覚調節ニード	―神経感覚障害に関連した問題 　　混乱と見当識障害 　　身体損傷の潜在的状態 　　ADLの障害 　　コミュニケーションの障害 　　感覚障害のある生活に慣れている ―感覚知覚障害 ―感覚知覚過剰 ―痛み ―不快と異常な感覚
	防衛ニード	―身体的安全性の維持の障害 ―皮膚統合性障害 　　二次感染 　　体液喪失 　　不快感，痛み ―免疫反応の障害

*医学的介入を共同で行う必要がある．

付録

表27〔つづき〕

適応様式	下位構成要素	一般的適応問題 看護診断
心理・社会的様式： 自己概念様式： 「私は誰か」を知りたいというニードが満たされることによって，精神的統合が維持される．そして，人は生きられ，統合感をもって存在することができる．	身体的自己 　ーボディイメージ 　ー身体的感覚 人格的自己 　ー自己一貫性 　ー自己理想 　ー道徳・倫理・霊的自己	ーボディイメージの障害 ー喪失/悲嘆プロセスの____期 　身体部分・機能の喪失 　（　）の人格的喪失 ー不安 ー無力感 　身体的コントロールの喪失 　心理的コントロールの喪失 ー罪悪感 ー低い自尊心
役割機能様式 「他者との関係において，自分が誰なのか」を知りたいというニードが満たされることと，社会的期待にもとづいて適切に行動（役割を演じる）することによって，社会的統合を維持する．	役割 　ー一次的 　ー二次的 　ー三次的 役割行動 　ー手段的 　ー表出的	ー非効果的な役割獲得 ー効果的役割移行 ー非効果的役割移行 ー役割距離 ー役割内葛藤 ー役割間葛藤 ー役割失敗
相互依存様式 他者と親しい関係をもちたいというニードを満たすことによって人間関係の統合を維持する．	愛情の適切さ 発達の適切さ 資源の適切さ	ー非効果的な与える・受け入れるというパターン ー非効果的な依存性と自立性のパターン ー不適切な資源 ー相互依存関係を発達，維持することができない状態：孤独 ー重要他者とサポートシステムの不適切なネットワーク

訳者あとがき

　この20年ほどの間に，医学やヘルスケア関係の技術が著しく進み，いくつもの素晴らしい発明がありました．MRI, CTスキャナー，PETスキャナーなどの新しい器械によって，体の中に侵入せずに体内をくわしく見ることができるようになりました．内視鏡，レーザー手術など，体に大きな傷をつけることなく手術を行う方法が出てきました．また，衛星を使って，遠く離れた土地に住む患者に手術を施すことができるようになりました．スキャナーなどの画像技術によって，小さな腫瘍を簡単に見つけられるようになりました．科学の進歩によって人間の限界は広がり，医療技術は飛躍的に向上し，治癒の可能性は驚くほどのペースで高まってきています．

　しかし，このような進歩が続く一方で，経済的な制約から職員数を減らす必要のある病院・施設が増えてきています．職員数の減少は個々の職員に大きな負担をかけることになります．つまり，医療者個々の介入にはますます効率性が求められるようになっているのです．それは現代の看護においても同様で，高い効率性と正確性が必要とされています．しかし，こういう状態であっても，看護の使命とその仕事に対する心を忘れてはいけません．

　ロイ適応モデルは効率性と正確性という目的を達成するための有力なツールです．ロイ適応モデルはこれまで多くの時間を費やして，看護師が効率よく仕事がこなせるようになることを目標に改善を重ね，素晴らしいツールになりました．しかし，どんなに良い理論であっても，正しい使い方がわからなければ，その理論は役に立ちません．そこで，ジョーン・チョウ先生のこの本が活躍するのです．

　チョウ先生はロイ適応モデルの源であるMount St. Mary's Collegeで，シスター・カリスタ・ロイ先生のモデルを教えてきました．チョウ先生はロイ適応理論を完璧に理解し，その理論を学生に教える方法を見出しました．その結果が本書となるのです．学生や看護師の皆さんには，チョウ先生の奥の深い経験を最大限活用していただきたいと

思います．タイトルにあるように，この本はツールです．学生や看護師には欠かせないツールであり，ロイ適応理論の使い方を示した本です．

　自分の学生時代を思い返してみると，私はいつも新しい考え方や新しいやり方を学ぶとき，不安と少し嫌な気持ちになっていました．しかし，その新しい考え方ややり方を理解し，自由自在に操れるようになると，頭の中が"透明"になり，その考え方ややり方の便利さが理解できるようになるのでした．古い中国の諺に"千里の道も一歩より始まる"とあります．しかし，その第一歩を踏むのはいつも難しいものです．

　ロイ適応モデルにおいては，看護過程とアセスメントのカテゴリーを完璧に覚えて，それを自由自在に使いこなせるようになることが第一歩を踏み出すことになります．各々ニードの規準の行動が記されているので，それを参考にしながら患者の行動を観察します．モデルを使えば使うほど，患者に現れる行動をすぐに判断できるようになり，傷や異常だけでなく，患者を全体的に把握できるようになります．つまり，患者の身体だけではなく，患者全体が見えるようになるのです．看護師たちがロイ適応モデルに関する特有の用語や概念，過程，すべての適応様式をよく理解し，モデルを上手に使えるようになれば，おのずとケアの質は上がるでしょう．

　ロイ適応モデルを学ぶ上で，もう1つの大事な段階であり，難しいと言われていることは，4つの様式が個々に独立しているのではなく，お互いに影響しあっているということです．つまり，患者の身体的状態，精神的状態，社会的な位置や社会機能のレベル，霊的信念のどれもが互いに影響しあっているのです．そのため4つの様式すべてを理解し，すべての様式を考慮しながら全体を把握する必要があるのです．

　看護師にとって大事なことは，献身的な愛と使命の心をこめて仕事をすることです．その仕事の中心となるのが患者なのです．

　── Sister Callista Roy は早い車を開発しました．

　── Joan Cho はこの本でその車の運転のしかたを教えています．

　── その車のかぎは読者の心の中にある愛です．

訳者　野呂レナルド